ズボラでも中性脂肪とコレステロールがみるみる下がる47の方法

岡部クリニック院長
医学博士
岡部 正

予約の取れないドクターシリーズ

はじめに

自覚症状がないからと油断していると、大変なことになります

自分は健康だと信じていたのに、健康診断で中性脂肪の数値が高い、悪玉コレステロールが多いと言われて驚いた、という人も多いのではないでしょうか。

中性脂肪や悪玉コレステロールは、血液中に脂質が増えた状態です。さらに善玉コレステロールが低すぎる場合もあるので、「高脂血症」から「脂質異常症」と改められました。

この脂質異常症は、痛みもかゆみもないため自覚症状が非常に乏しい。そのため、自分では気づかないうちに進行して、ある日、心筋梗塞《しんきんこうそく》で倒れてしまうということも。

私は、脂質異常症を「警告としての生活習慣病」だと考えています。家族性高コレ

ステロール血症などの遺伝性の病気は別として、警告段階の今であれば健康体へと引き返すことができます。しかし、ここで行動を起こさずにこれまで通りの食生活と生活スタイルを貫けば、かなり高い確率で動脈硬化や脳梗塞《のうこうそく》、心筋梗塞などの「命にかかわる生活習慣病」へと突き進むことになるのです。

恐怖心をあおるような書き方になってしまいましたが、決して脅しで言っているのではありません。何度も言われて、聞き飽きているかもしれませんが、脂質異常症は、糖尿病や高血圧と並ぶ生活習慣病です。その主な原因は、日々の偏った食事と運動不足による体重の増加なのです。

巷《ちまた》では、さまざまな本が出版され、生活習慣病の改善法を指南しています。しかし、いろいろな情報があふれていて「いったい何をすればいいのか結局わからない」という声をよく聞きます。

そんな人に応えるために、私はこの本を書きました。

たった2つのこと、健康のためにそれだけ気をつけてみましょう

脂質異常症から脱して健康体に戻るために、すべきことはたったの2つです。早食いをやめることと、間食の仕方を変えること。たったそれだけです。簡単すぎて、かえって信じられないでしょうか。

私は長く、生活習慣病の治療と予防にかかわる専門医として多くの患者さんと接してきました。そして、欲張ってあれもこれもと手を出すとすべてが中途半端に終わってしまい、よい結果につながらないことをよく知っています。

生活習慣病の患者さんには、ズボラな人が多いようです。運動するのがおっくうだ、食事を変えるのも面倒だ、好きなものを食べたいといって、なかなか生活習慣を改善できないようです。そのような患者さんには、いろいろ指導しても長続きしません。

コレステロール、中性脂肪って何？

HDL（善玉）コレステロール
体内で余ったコレステロールは、「HDL」という「乗り物」に乗り、肝臓に戻る。HDLコレステロールは動脈硬化を防ぐ。

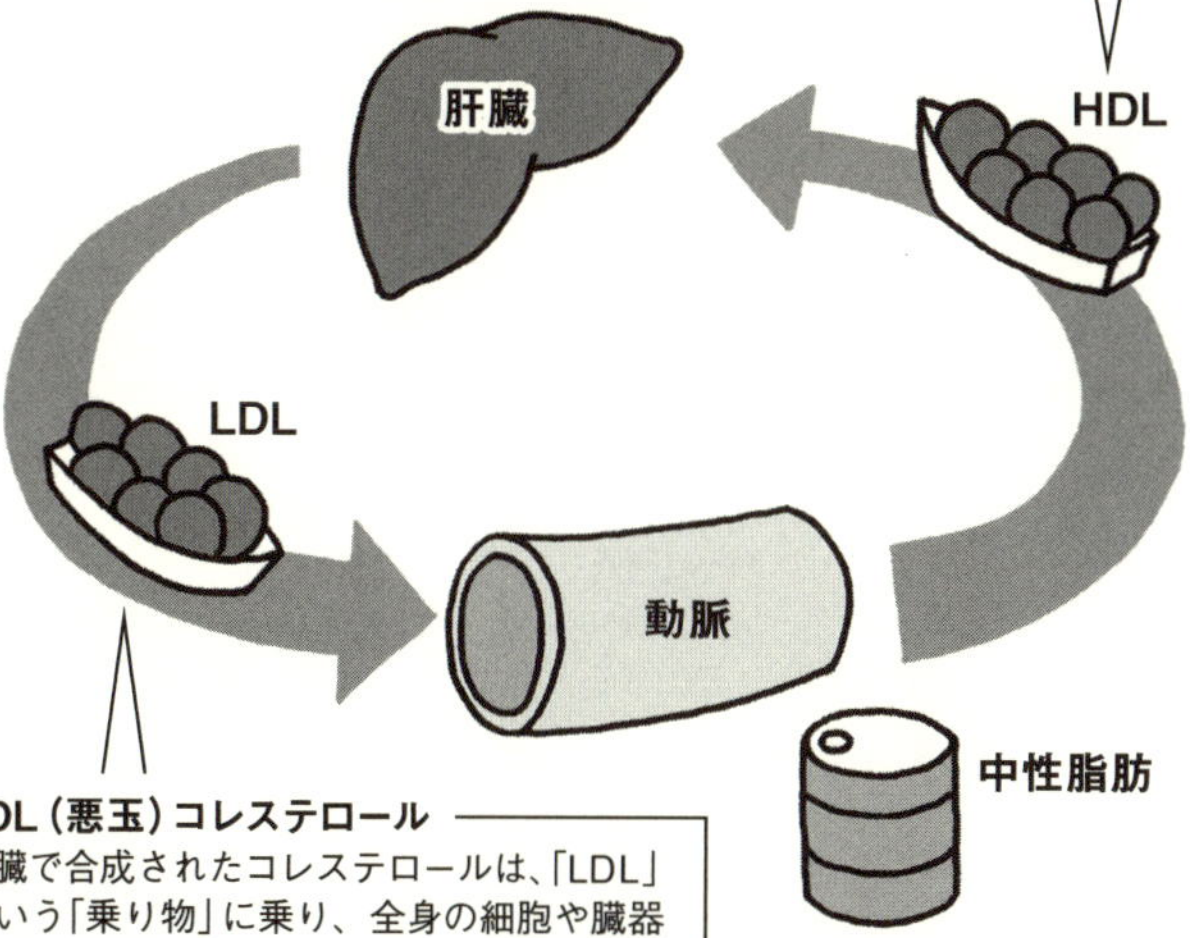

LDL（悪玉）コレステロール
肝臓で合成されたコレステロールは、「LDL」という「乗り物」に乗り、全身の細胞や臓器に運ばれる。LDLコレステロールは動脈硬化の原因となる。

中性脂肪
エネルギー源となるなど、体に役立つ働きを持つ。一方、増えすぎるとHDLコレステロールを減らして、動脈硬化を進行させてしまうことも。

コレステロールも、中性脂肪も、本来は体によい働きをしてくれるもの。ただし、LDL コレステロールや中性脂肪などの「脂質」が増えすぎたり、HDL コレステロールが減りすぎると問題になる。その状態を**「脂質異常症」**と呼ぶ。放置しておくと、動脈硬化や心臓病、脳卒中などの引き金になる。まずは脂質が増えすぎないよう、食事からの摂取に気をつけたい。

本書には、そんなズボラな人でもすぐに実践できる改善策がいくつも登場します。でも、最初から「書かれているすべてのことにまじめに取り組もう」などと考えないでください。

今の状況から抜け出す突破口を開くには、一点集中。

これまで長年続けてきた生活習慣という名の分厚い壁の一部をこじ開けることができれば、そこから穴を広げていくことはやさしくなります。

早食いと間食の習慣が変わって生活や体重に変化が現れてくる頃には、誰に言われることなく、本書に書かれているほかのことも始めたくなっていることでしょう。

それともうひとつ。何かをプラスする前に、これまで続けてきた悪しき習慣をひとつふたつやめること。これも、脂質異常症を脱するカギです。

体重は、誰にでも減らせます。

今の生活を変えることへの抵抗感からか、やせられない言い訳ばかりを並べ立てる

生活習慣病の診断基準、あなたは大丈夫？

基本検査の基準範囲と、今の自分の値を比べてみよう。

項目	単位	各専門学会の基準
血圧	mmHg	収縮期　140以上は高血圧
		拡張期　90以上は高血圧
血糖（空腹時）	mg/dl	基準値は 110 未満
中性脂肪	mg/dl	150以上は脂質異常症
HDL（善玉）コレステロール	mg/dl	40未満は脂質異常症
LDL（悪玉）コレステロール	mg/dl	140以上は脂質異常症

※出典：血圧＝日本高血圧学会
血糖＝日本糖尿病学会
中性脂肪とコレステロール＝日本動脈硬化学会

まず自分の肥満度を知ろう

BMIの計算式

$$\mathrm{BMI}=\frac{\text{体重(kg)}}{\text{身長(m)}\times\text{身長(m)}}$$

BMI 22が標準、25以上が肥満

肥満症
（減量を必要とする肥満）……BMI 25以上で
以下のひとつでも該当する人

耐糖能障害・糖尿病／脂質異常症／高血圧
高尿酸血症・痛風／冠動脈疾患（狭心症、心筋梗塞など）／脳梗塞
脂肪肝／睡眠時無呼吸症候群／整形外科的疾患（腰痛、変形性関節症など）
肥満関連腎臓病／内臓脂肪面積が100平方メートル以上

人がいますが、医師から見た肥満は、みなさんが考えるよりも、はるかに深刻な状況です。

体重が増えて内臓脂肪が増えると、長寿ホルモンとも呼ばれる「アディポネクチン」が減少します。

アディポネクチンには、筋肉で脂肪の代謝を活発にする働きがあるため、アディポネクチンが増えれば、内臓脂肪を減らして太りにくい体を手に入れることができます。また、中性脂肪が減り、善玉（ＨＤＬ）コレステロールが増えるので、脂質異常症が改善されます。そのほかにも、糖尿病や動脈硬化を予防する作用もあります。

そうなれば、脂質異常症をはじめとする生活習慣病はどんどん遠ざかっていきます。

思考が変われば行動も変わる、まず本書の内容を試してください

少し話が難しくなってしまいましたが、やるべきことはシンプルです。

時間のない方は、第1章だけをまず読んで、できそうなものだけでいいので、とにかく実行してみてください。中性脂肪について書いた第2章とコレステロールに特化した第3章は、自分に当てはまる項目だけにでも目を通しておくと、普段の暮らしに迷いがなくなります。

第4章以降は時間のあるときに読み進めて、できそうなことだけをポツポツとつまみ食いする、くらいのゆる〜い気持ちで取り組んでいただければ大丈夫です。

思考が変われば行動が変わる。

すべてを実行に移さなくても、読んで発想の転換ができるようなヒントをたくさん散りばめました。本書が、あなたの健康を取り戻し、生活の質を上げる一助となることを願ってやみません。

岡部 正

もくじ

第1章 食生活は、急には変えられない 「早食い」「間食」をやめるだけで、食生活は改善する

第2章 中性脂肪が気になる人の食事法

「スイーツ」「アルコール」と簡単にサヨナラする方法

第3章

コレステロールが気になる人の食事法

〝グルメ食〟をあきらめなくてもいい、とっておきのコツ

第4章

体がよろこぶ食の新習慣

発想を変えれば、食生活も体調もみるみるよくなる

第5章

ズボラな人でも大丈夫!

1日たった10秒、この健康習慣で人生が変わる

第6章

ズボラな人のための健康常識

薬を遠ざけて健康を取り戻すための6つの心得

第1章

食生活は、急には変えられない
「早食い」「間食」をやめるだけで、食生活は改善する

①食事を減らす必要なし、「早食いをやめる」だけでこんなに効果アリ

続かない努力はしない。これが私の信条です。

「ダイエットのために夕食は抜き！」

「お菓子は絶対に食べません！」

そんな決意が続くのは、せいぜい2カ月がいいところ。しかも、流行に飛びついて極端なダイエット法に走る人ほど、投げ出したあと、あっという間に以前の生活に戻ってしまう傾向があります。

以前の生活に戻れば、体型だって元通り。涙ぐましい2カ月間の努力は、まったくのムダになってしまいます。

脂質異常症をはじめとする生活習慣病で悩む方々の多くは、ウエイトコントロールが必要です。

男性なら20歳、女性なら18歳の頃の体重と比べて5キロ以上増えていたら、その時点で生活習慣病予備軍と言えるほど、体重と脂質異常症とは密接な関係にあるのです。

逆に言うと、体重管理がうまくいけば、コレステロールや中性脂肪の値にもおもしろいほど反映されるので、やりがいのあるチャレンジと言えるでしょう。

ウエイトコントロールの方法はいろいろありますが、私がいちばんにおすすめするのは、早食いをやめること。ただそれだけです。

特に、**「ぽっこり腹体型」で内臓脂肪の多いタイプの方は、早食いを改めることを第一に考えて行動すると、いい結果につながります。**

おなか周りにたっぷり脂肪をため込んだ原因は何か。

はっきり言いましょう。食べすぎなのです。簡単な算数の計算で、消費カロリーを摂取カロリーが上回るから太ったのです。

摂取カロリーを減らすには、食事の量を減らすか内容を見直すしかありません。でも、それは少々手間がかかります。

そこで、誰でも簡単に長く続けられる方法はないか考えたところ、たどり着いたのが早食いの改善です。

早食いは大食いのもと。早食いを直せば、おのずと大食いも改善されていくので、今の段階においてカロリーや栄養素などの知識もいらなければ、あえて食事の量を変える必要もありません。

ただ、**早食いを改めることにだけ意識を向ければいい**のですから、これほど簡単な方法はありません。

そうは言っても、早食いは長年続けてきた習慣。一朝一夕で改められるものではありませんから、「少しの時間は必要だ」というくらいの気持ちで取り組むのがちょうどいいのです。

安心してください。

人間は、素晴らしい順応性を備えた生き物です。**新しく不慣れなことも、2週間続けていればそれが習慣として身につくと言われています。**

ですから、だまされたと思ってまず2週間、試してみる価値は大いにあるのです。

② ひと口5回味わうだけで、簡単に健康になれる

「ひと口30回嚙《か》みましょう」

ダイエットや生活習慣病の話になると、よく見聞きする言葉ですが、実践できれば確かに、早食いを防止する効果があるでしょう。しかし、いざやるとなると、これが思った以上に大変なのです。

30回も嚙んでいる間に口の中の食べ物はなくなってしまうし、数ばかり数えていては、せっかくのおいしい食事が何とも味気ないものになってしまいます。

ひと口30回も嚙んでいたら、顎関節症《がくかんせつしょう》（あごの関節が痛くなる）のリスクが高まると指摘する医者もいます。

かといって、「カレーライスは飲み物です」とばかりに、ろくに噛まずに食べていれば、早食いになって太る原因にもなり、胃腸に負担もかかります。

これもよく知られていることですが、脳の満腹中枢《まんぷくちゅうすう》が「満腹になった」という信号を出し始めるのは、食事を始めてから20分後です。

つまり、**20分以内で食事をすませていると、満腹以上に食べすぎてしまう危険性があるということです。**

さらに悪いことには、満腹感を覚える前に食事が終わってしまい、食べすぎているのに物足りなく感じてしまいます。

そうなると、食後にもかかわらずお菓子に手が伸びたり、デザートを追加注文したり……。

裏を返せば、今より少し食事に時間をかけるだけで、食べすぎを抑えることができます。そのための方法として、私のクリニックでは、**ひと口10回噛むことを推奨しています。**

30回ではなく、たったの10回でさえ根を上げる人もまれにいますが、これまでひと口2回だった人が10回噛めば、単純計算で、食事の時間は5倍に延びます。

それだけで儲けものです。


早食いの人を見ていると、食べ物を口に入れた次の瞬間には、もう次のおかずに箸を伸ばしています。

ひと口10回噛むためには、このクセに意識を向けること。もしできるのならば、ひと口ごとに箸を置くことができればベストですが、これもどうやらまどろっこしいようで習慣として根付きにくい。

それならば最初は無理をせず、最低ひと口5回噛み、もぐもぐと口を動かしながら次のおかずに箸をつける、というやり方を試してみてください。なんだかんだで10回くらいは噛んでいるはずです。

無理なく10回噛むためのコツとして、煮魚より焼き魚、ハンバーグよりステーキ、キーマカレーより具がゴロゴロと入った北海道発祥のスープカレーといったように、**食べるのに時間がかかったり、咀嚼《そしゃく》の必要に迫られたりするようなメニューを選ぶのも一案です。**

カレーもそうですが、牛丼やそばなどの単品メニューは〝がっついて〟しまう食べ物の代表です。

でも、どうしたって食べたい日もあるでしょうから、食べるための言い訳として味噌汁やサラダなど、サイドメニューを最低1品は追加するようにしましょう。

たとえサイドメニューがあったとしても、立ち食いのお店は要注意です。周囲の客の食べるペースや店の雰囲気が早食いを後押ししてしまうので、よほどの根性がないと、時間をかけて食べるのは難しいはずです。

ウエイトコントロールが軌道に乗るまで立ち食い店は見ない、近づかない。

そう決めてしまったほうが、かえってラクかもしれません。

③ 1杯の水を飲むだけで、ドカ食いは防げる

「空腹は最高の調味料」などといわれるように、おなかが空いているときは、何を食べてもおいしく感じられるものです。

それは至福の瞬間であると理解はできますが、あまりにもおいしくて夢中でむさぼり食べてしまう……となるのが困りもの。極度の空腹感は、早食いを招く大きな要因です。

さらに悪いことには、食事と食事の時間が長く空くことで脂肪の合成が活発になってしまうこと。でも、空腹のときにメニューを開けば、いつもよりこってりとした料理に目を奪われがちです。そこが居酒屋であったならば、あれもこれもと注文したくなることでしょう。

その結果、選んだメニューが高カロリーな上に「早食いの食べすぎ」という、もっとも太りやすいパターンに陥ってしまいます。

予防策としては、**まず、テーブルに置かれた水を1杯飲み干すこと。**ふうっと息を吐いてグラスを置くと同時に気持ちが落ち着いて冷静さを取り戻し、多少なりとも胃がふくらんで、食べすぎにブレーキをかけられます。

店で誰かと待ち合わせをしているような場合には、入店前に水やお茶、炭酸水を飲んでおくといいでしょう。

また、あれもこれもと注文したくなったときには、そこから1品減らしてオーダーするようにしてみます。このとき、野菜メニューは残して、いちばんカロリーの高そうなものを外すことができれば万々歳。自分をほめてあげてください。

水1杯を飲むのが難しいときには、**味噌汁やスープ、サラダや野菜の小鉢からゆっくり食べ始める**と、水と同様の効果が望めます。

空腹感MAXのときに食べすぎると、余分なカロリーは内臓脂肪としてより一層、蓄積されやすくなってしまいます。そう考えると、限界を感じるほど空腹にならないことが大切です。

よくあるケースは、やはり、朝食抜き。朝食なしのスタイルが長年の習慣となっているのなら、無理に変えることはありません。

また、寝坊して今日はたまたま朝食を食べられなかった、という日が月に1~2回なら問題はないでしょう。

いちばんよくないのは、前日の夜遅くに食べたことが影響して、朝、何も食べたくないというパターンです。

お昼になるときっちりおなかが空き、前日の夜にガツンと食べたことも忘れて、「今日は朝から何も食べていないから、昼はちょっとくらい食べても大丈夫だろう」と、自分に甘くなってしまう。思い当たる節はありませんか?

また、似たようなパターンで、「今日の夜は焼き肉だから、昼ご飯は抜きにしよう」と考えてしまう人も要注意。空腹時は脂肪の合成が盛んになるというのに、自らその状況を生み出してしまっては元も子もありません。

「今晩の焼き肉は、どうしたって肉がメインになってしまうから、昼は野菜を食べておこう」

こう考えられるように、**思考のクセをちょっとずつ直していけるといいですね。**

④ マナー違反だけではない、「ながら食い」はすぐにやめよう

食事は食事として楽しむ。

そう自分と約束するだけで、ウエイトコントロールはずいぶんラクになります。

「食事として楽しめるものを」と考えれば、立ち食い店やファストフードのお店には近寄らなくなりますし、「食事を楽しもう」という心持ちでいれば、散らかったデスクの上でおにぎりやサンドイッチをパクつくことも避けたくなるでしょう。

最近では、レストランやカフェで片時もスマートフォンから手を離さない人の姿をよく見かけます。

食事中でも目線は画面を見ながらの「ながら食い」。これでは、食事を楽しんでいるとはとても言えません。

上の空で食事をしていると、**血糖値が充分に上がり、満腹中枢から満腹のお知らせが届いていても、それに気づけなくなってしまいます。**

「ちゃんと食べた」という脳の満足感が得られないため、食後数時間でまた何か食べたくなるという悪循環を招きます。

休日や深夜、テレビやＤＶＤを見ながらのスナック菓子のながら食いも同様です。意識のほとんどがテレビ画面に向いていて、手は無意識に菓子の袋と口の間を行ったり来たり。気づけば満腹感もないままに、菓子の袋は空っぽに……。

もちろん、食事に意識を向けていられるのならば、テレビがついていたってかまいません。自分の性格や環境と相談しながら、目で見て楽しんで食事をする空間作りをしてみましょう。

自宅では、「食べる場所」を１カ所に限定してしまう、というのもひとつの手段。

自分のやりやすい方法を見つけてください。

⑤「ゆっくり食べる」だけ気をつければ、飲みの席もOK

何人かで会話を楽しみながら食べていると、食事への意識が薄らいで、ついいつもの早食いに戻ってしまうことがあります。

そうならないための秘策が、いちばん最後に「ごちそうさま」です。

最初はちょっと慣れないかもしれませんが、**一緒に食事をしている人のペースに自分の食べるペースを合わせればいいだけ**です。

みんなよりも料理の減りが早いと感じれば、「1回で口に運ぶ量を減らす」「ゆっくり味わって食べて咀嚼回数を増やす」「箸やスプーンをいったん置いて、しばし会話を楽しむ」「水やお茶などのドリンクを飲んで時間稼ぎをする」など、俳優にでもなった気分で演じてみましょう。

ゆっくり食べる感覚が身をもってわかるのもメリットですし、何回か試すうちに、「案外、みんなゆっくり食べているんだな」「やっぱり太めの人は食べるのが早いな」など、発見があるかもしれません。


この方法がうまくいくと、これまでの「大食いキャラ」ともお別れできるでしょう。

早食いで大食いタイプの人は真っ先に食べ終わり、同席者から「これ、よかったらどう？」などと、残り物をもらう機会も多かったはずです。

しかし、他人の残飯処理をしていた結果が、脂質異常症という今の自分であることを忘れないでください。

みんなの「残したらもったいない」という気持ちを、あなたが引き受けて処理してあげる必要など、まったくないのですから。

⑥「食事日記」で自分の食欲のスゴさに気づこう

私のクリニックでは、脂質異常症をはじめ、糖尿病や高血圧などの生活習慣病の治療にあたる際、必ず食事日記を書いてもらっています。食事日記には、その人の食に対する嗜好《しこう》や生活パターンが如実に表れるので、オーダーメイドの食事指導をする際に大変役立ちます。

食事の話になると、「私、食べていないのに太るんです」という方が実に多いのですが、そんなわけはありません。探ってみれば、どこかしらに原因が潜んでいるものです。それを探し出すためのツールとしても、食事日記は役立ちます。

50代のMさんは、ダイエット中の口さみしさをまぎらわせるために飴《あめ》（キャンディ）

をよくなめていました。自分では、1日に3～4個のつもりでいたようですが、日記に書き出してみたところ、なんと1日に15個も食べていたのです。

飴はひと粒10～20キロカロリー程度ですが、15個食べれば150～300キロカロリー。ご飯1膳が160キロカロリーで、200キロカロリー以上となると菓子パン並です。これを毎日ですから、太るのも当然です。

Mさんのようなケースは、決して珍しくありません。本当は食べているのに、食べたこと自体を忘れていたり、5個食べたのを「2個くらい」と記憶がすり替わっていたり。

さまざまなパターンがありますが**「自分が忘れていただけで、どこかで何かを食べている」**という事実は、みなさんに共通しています。

現在の自分は、過去の自分が食べたもので作られているのですから、食事の内容に目を向けることは重要なのです。

とはいえ、医師や栄養士に見せるのが前提ならば気合いも入りますが、自分で書いて自分で管理するとなると、つい適当になってしまいがちです。

ひとりの人間の生活パターンは、だいたい決まっているので、平均的な過ごし方の平日と週末から3日間選んで、食事日記を書いてみましょう。適当に書く1週間より、まじめに取り組む3日間。これを合言葉に、どうか、この3日間だけは、飲み物からチョコのひとかけまで、口に入れたものを正直にすべて書いてください。書くからといって食事を控えたりせず、普段通りのまま、がポイントです。

食事日記に書く項目は、次の通りです。

［時刻］ 食べた時間を記入します。

［献立］ 朝・昼・夜のメニューと間食で口にしたものをすべて書きます。味噌汁の具

やコーヒーに入れたミルクや砂糖、間食の飴やガムも忘れずに記入します。

【量の目安】 ご飯なら茶碗軽く1杯、アーモンドなら8粒、アイスクリームなら1個（200ミリリットルカップ）という具合に、わかる範囲で細かく書きます。

【どこで何をしながら】 たとえば、リビングでテレビを見ながら。カフェで同僚と話しながら。

【どんな気分で】 あわただしく、少しイライラして、甘いものがほしくなって、など。

【空腹感〈あり＋　なし－〉】 その食べ物を食べたときに、空腹感があったのならば「＋」、空腹感はなかったけれど食べたときは「－」を記入します。

書く項目が多いと感じましたか？　でも、たったの3日間です。

ほかの食事日記にはあまりない、「何をどこで、どんな気分で、空腹感があって食べたかどうか」を書くことで、「イライラすると食べてしまうんだな」「人からのすすめを断り切れずにけっこう食べているな……」という食の傾向もわかるでしょう。

ある休日の記録

時刻	献立	量の目安 (具体的に)	どこで何を しながら	どんな気分で／空腹感 (あり→＋ なし→－)
11:00	カップヌードル	1個	居間	テレビを見ながら 流し込む／＋
13:00	モツ煮 ポテトフライ 生ビール	1杯 1皿 1本	競馬場	仲間と共に 楽しみながら／＋
19:00	寿司 日本酒	1人前 4合	いつもの店	休日の幸福感で いっぱい／＋
21:00	ラーメン	1人前	行きつけの ラーメン屋	明日からの仕事を 考えると不安になり、 シメのドカ食い／－
24:00	焼き鳥(缶詰) 糖質ゼロビール	1缶 1缶	居間	テレビを見ながら 流し込む。 健康に不安を覚え 糖質ゼロビールを 選ぶ／－

日々、食べたものを記録する食事日記。きちんと記録すれば、食の傾向が浮き彫りになり、太りやすい原因に気づくことができるはず。まずは3日間、間食のチョコのひとかけまで徹底した記録を。

食事日記の記入例

ある平日の記録

時刻	献立	量の目安 (具体的に)	どこで何を しながら	どんな気分で／空腹感 (あり→＋ なし→－)
9:00	メロンパン ヨーグルト (いちご入り・加糖) コーヒー (カフェオレ)	1個 1個 1缶	会社の デスクで	急いで5分で 流し込む／＋
11:30	ラムレーズン サンド	1個	打合せ中に みんなで	土産を配られて、 断り切れずに 食べ切る／－
12:00	メンチカツ定食 (メンチカツ2つ キャベツの千切り 豆腐とわかめの味噌汁 ひじきの煮つけ たくあん)	1人前	会社近くの 定食屋	上役と打ち合せ しつつ緊張しながら 食べる／＋
15:00	ざらめせんべい	2枚	デスク	好物の老舗のもの。 がまんができず 衝動的に一気食い／－
15:30	カロリーゼロの 炭酸飲料	1本	デスク	せんべいのせいか のどが渇いて、 コンビニへ 駆け込む／＋
19:00	カップヌードル (カレー味) チョコレート菓子	1個 1箱	デスク	残業に疲れて、 自分への ごほうびとして／＋
22:00	ラーメン (具材全部載せ 麺おかわり) ジョッキビール	1人前 1杯	行きつけの ラーメン屋	仕事がまだ 終わらないことに イライラしているが、 とりあえず食事／＋
1:00	缶ビール ミックスナッツ	1缶 1袋	居間	テレビを見ながら 無意識に 完食していた／－

⑦ 肥満の原因「ニセの空腹」は、こうやって抑える

脂質異常症の改善に、肥満の解消は不可欠です。それはわかっていても、思うように止められないのが間食です。早食いと間食は、2大肥満要因だと私は考えています。間食の習慣は非常に頑固で、なんとかその場をやり過ごしたとしても、その我慢がストレスとなって跳ね返り、ドカ食いを招きかねません。

ストレスがかかるほどの我慢はマイナスにしか働かないので、**間食をしたくなる気持ちとの折り合いのつけ方を模索してみましょう。**

間食がほしくなるのは、だいたい、午前10時頃と午後3時頃。食事から2~3時間後の朝と昼、昼と夜の間です。

通常、食事から1時間ほど経つと血糖値が下がり始め、3時間ほどで低くなります。

その後、胃が空っぽになることで胃から分泌されるホルモンや、血糖値の低下により脳が刺激され、空腹感を覚えます。この状態が、「本物の空腹」です。

それに対し、**食後2~3時間で感じるのは「ニセの空腹」です。**気持ちが食べたいだけで、体はまだ食べ物を必要とはしていません。


なぜニセの空腹に惑わされてしまうのでしょう。

その原因は「なんとなく暇な時間」と「イライラ」です。

仕事への集中力が切れてボーッとしているときや、家事が終わってホッとひと息ついたとき。お菓子が目に入ると、なんとなく食べたくなってしまう、なんていうことがありませんか?

同様に、物事が思うようにいかなかったり、誰かに対してイラ立っているときにも、食べ物の誘惑が忍び寄ってきます。

ニセの空腹にはちゃんとした理由があるのですから、おやつが食べたくなったら「暇を持て余していないだろうか」「なんだかイラ立っていないだろうか」と、客観的に自分を見ることが抑止力になります。

また、こんな方法もあります。**おやつが食べたいと思ったらすぐにお菓子に手は出さず、直前に食べた食事のメニューを思い出す**のです。

「朝は確か……、ご飯に焼き魚、ほうれん草のおひたしに味噌汁。そういえば、りんごも半分食べたな」などと思い返してみれば、「あんなに食べたのだから、たった2時間でおなかが空くはずはない」と自分を納得させられます。

直前に食べたものを思い出しても、まだ食べたい欲求が消えないときは、今までしていたのとはちょっと違うことをしてみましょう。

席を立ってトイレに行く、返事をしなければならないメールの処理をする、歯磨きをしてみる、洗面台やシンクを磨く、ストレッチをしてみる。

何でもよいので、5分間ほど違う行動をしてみると、いつの間にか空腹感を忘れられます。

「おやつは絶対にダメ」などと無粋なことは言いませんが、「本当におなかが空いたと感じたら食べる」くらいのハードルはあってもよいでしょう。

もし、おやつが食べたくなったら、どの方法でもよいのでワンクッション置いて、自分と少しだけ向き合ってみてください。

⑧「食後に少し」なら、甘いものも食べてOK

「間食は1日1個と決めている」という方が時折いますが、よくよく話を聞くと、ケーキやシュークリーム、どら焼きにあんドーナツなど、ずっしりとボリュームのあるスイーツを毎日食べているというのです。

成長期の子どもならいざ知らず、これでは、太って当然です。

おやつ1個を300キロカロリーと仮定して、30日間食べれば9000キロカロリーにもなります。

体重1キログラムの増減にかかわるエネルギーは7000キロカロリーですから、1カ月で優に1キログラムは太る計算です。

300キロカロリーを運動で消費するには、水泳ならクロールを連続して25分以上、ジョギングなら30分以上、続けなければなりません。とても現実的な数字ではありませんから、やはり、おやつの内容を改善すべきです。

私がおすすめしているのは、スイーツを間食としてではなく、昼食後のデザートとして食べる方法です。

食事と食事の間におやつを食べようと思えばそれなりに食べられる状態なので、必然的に食べる量も多くなってしまいます。

もし、これが昼食後であれば、無理をせずに食べる量を抑えることができます。

間食ではむさぼるように食べてしまう傾向が強いですが、**昼食後はおなかも満たされているため、ひと口ひと口をゆっくり味わって食べられるので、かえって満足感は高まります。**

甘いものの誘惑を我慢し続けて爆発するくらいなら、昼食後のデザートとして食べたほうがはるかにおいしく、健康的です。

⑨ 意外にいろいろ楽しめる！「低糖スイーツ」を探してみよう

「理屈もわかったし、いろいろ試してもみたけど、やはりおやつに手が伸びてしまう」そんなときは少し割高ですが、「低糖スイーツ」を利用してみませんか？「ウエイトコントロールをしている今の期間だけ」と思えば、それほど痛い出費にはならないはずです。

ネットで検索すれば、さまざまな低糖スイーツがヒットします。味も甘さも満足できるものがあるので、いろいろ試してみるのも楽しいでしょう。もちろん、低糖だからといって食べすぎは禁物です。小さめのものを1日1個。できれば100キロカロリー前後に抑えられるとよりいいでしょう。

何千人という患者さんと接していると、中には「昼ご飯を抜いてでもおやつを食べたい」という方もいます。1日の摂取カロリーが同じなら何を食べてもいいじゃないか、というのがその方の理屈ですが、そうはいきません。

お菓子やスイーツ、菓子パンという名のおやつばかり食べていると、栄養が糖質と脂質に大きく偏ります。私たちが健康な体を保つには、さまざまな栄養素が必要です。

食事から摂った栄養素は互いに補完し合いながら効果を発揮するため、「1日30品目を食べましょう」という発想も生まれます。

ところが、お菓子ばかりで体内に取り込まれる栄養素が限られると、脳と体は欠けている栄養素を補給しようとして、「もっと食べろ」という信号を送ります。そうなると、新たな食欲との戦いが生まれ、太りやすい環境ばかりが整っていきます。

摂取カロリーが同じでも、体の中で起きている現象は同じではありません。もっとラクにウエイトコントロールを進めるためにも、栄養素の面から**食事は食事、おやつはおやつと切り離して考えることが大事ですね。**

⑩ 食欲の原因はストレスにあり！こうすればみるみる解消する

間食や夜食の原因で意外に多いのが、ストレスです。

物事がうまく進まずに、思わず甘いものに手が伸びる。衝動にかられて甘いものを食べずにはいられない、などというときは、その裏にストレスが隠れていることが多いものです。

なぜ、ストレスを感じたときに甘いものがほしくなるのかといえば、糖分を吸収すると脳内に「セロトニン」という物質が分泌され、イライラを鎮めてくれるから。ちゃんと理由があるのですね。

また、ストレスがかかったときは、甘いものに限らず、ガツンとした強い味覚のものを求める傾向があることがわかっています。確かに、「ストレス解消に冷奴が食べたい！」という人は珍しいでしょう。

たいていは、脂っこいものやスナック菓子やファストフードなどのジャンクフード、そして、アルコールに手が伸びるのではないでしょうか。

こうしてみると、**ストレスが多い人には内臓脂肪が多い**と言われることも、うなずけます。

ウエイトコントロールをしていく上で、ストレスと食欲に無関心ではいられないでしょう。

これまで通り、「だって、仕方がないじゃないか」と見て見ぬふりをするのではなく、まずは、そこにストレスが潜んでいるということを受け止めることが第一歩なのです。

ストレスが原因のヤケ食いを無理にやめたら、ますますストレスがたまっていきます。

「この異常な食欲はストレスのせいだ」と認識することで、次の行動に移れます。

長い人生、この先も大なり小なりストレスとは付き合っていかねばなりません。ストレスの原因は簡単には取り除けませんから、ストレスを感じたときに食欲に走らずにすむような方法を気長に探していきましょう。

青空を見上げて深呼吸をするだけでも違いますし、ついでにちょこっと散歩でもできればもっといい。状況が許せばアロマをたいたり、軽いストレッチ、ひとりカラオケなんていうのもありです。

健康のためには、自分にもっと目を向け、**自身を甘やかしてあげることも、ときには必要なのです。**

第2章

中性脂肪が気になる人の食事法

「スイーツ」「アルコール」と簡単にサヨナラする方法

⑪ 知らぬ間になっている「砂糖中毒」から抜け出す方法とは

名前に惑わされる人が多いのですが、中性脂肪値を上げるのは、高脂肪食ではなく甘いもの。本当の敵は「糖分」です。あとでくわしく見ていきますが、アルコールも中性脂肪値が高い人の〝天敵〟です。

中性脂肪値が高いと診断された人の中には、毎日のようにスイーツを食べないとイライラして我慢ができない「砂糖中毒」に陥っているケースが見受けられます。

正常な食欲の持ち主なら、毎日スイーツを食べ続けるわけがありません。

スイーツの原料に使われる砂糖は「単純糖質」といって、腸からの吸収が早く、脂肪に合成されやすい性質を持っているので、食べすぎれば容赦なく脂肪として蓄えられてしまいます。

単純糖質は、砂糖や果物などなめると甘さを感じるもの。ご飯やイモ類のデンプン質など、噛んでいるうちに甘さが出てくるものが「複合糖質」と覚えておくとよいでしょう。

通常の食事でも、甘辛く煮炊きしたおかずが好みで、卵焼きには砂糖を欠かさない。食後のコーヒーや紅茶にも砂糖を1杯、ときには数杯……。その上、おやつにスイーツでは、糖質過多だとわかりますね。これでは、内臓脂肪を分厚くするために食事をしているようなものです。

単純糖質を控えてほしいのはやまやまですが、**世間で流行中の厳しい糖質制限をする必要はまったくありません。**クリニックに来る患者さんの中にも糖質制限にトライした人がたくさんいましたが、続くのは平均1～2カ月、長くても3カ月です。

前にも申し上げましたが、続かない努力はしないこと。長い目で見たときに、続けられることを実行していきましょう。

全体の摂取量から見れば、料理に使う砂糖の量はたかが知れています。煮物に大さじ1杯の砂糖を入れても、それを汁まで飲み干すわけではないので、それほど神経質にならなくても大丈夫です。

ただし、甘い味付けだと感じているなら、少しずつでいいので減らすようにしていきましょう。

「砂糖はダメでも、ハチミツは健康的でいいですよね?」と聞かれることもよくありますが、ハチミツも砂糖と同じ単純糖質です。

グラニュー糖、氷砂糖、和三盆、てんさい糖、黒砂糖、メープルシロップ。これらもすべて単純糖質なので、含まれているミネラルに違いこそあれ、砂糖の代わりにはなりません。

砂糖の代用品に、「羅漢果《ラカンカ》」という植物から作る天然の甘味料があります。カロリーと糖質はほぼありませんが、白砂糖に比べて価格は10倍ほど高く、後味が気になるという人もいます。好みもあると思いますが、選択肢のひとつとして覚えておいてください。

お菓子やスイーツに関しては、砂糖をたっぷり使っているものがほとんどですから、ここを削ることができれば、1日の糖質摂取量を大幅に減らせます。

寒天を使ったスイーツやゼリーなど砂糖控えめの洋菓子もありますが、甘いものが好きな人にとっては、やや不満が残りますね。

今は、**コンビニでもスーパーでも「糖質オフ」や「ゼロキロカロリー」をうたったお菓子やスイーツが簡単に手に入ります。**上手に取り入れながら、砂糖中毒から徐々に抜け出すように意識してみてください。

⑫ ヘルシーは勘違い！果物を控えるだけで中性脂肪値は下がる

先の項目では、果物の糖質は砂糖と同じ「単純糖質」だとお伝えしました。

果物にはヘルシーなイメージがあります。それに、小さな頃から「果物は体にいいから食べなさい」と言われ続けると、果糖の存在をうっかり忘れてしまうのでしょう。

しかし、**果物の甘さの正体は単純糖質ですから、食べすぎれば当然、脂肪になります。**

「そうは言っても、体にいいことには違いないでしょう？」と果物好きな方はおっしゃいますが、適量を食べる分には〝ヘルシー〟でも、食べすぎたら、〝リスキー〟に変わってしまうのです。

確かに、果物にはビタミンやミネラルなど、必要不可欠な栄養素が含まれています。

ですが、近頃の果物は品種改良がほどこされ、数十年前のものと比べると、格段に甘くなっています。つまり、果糖が増えています。

ヘルシーを越えてリスキーの域まで食べてしまうと、糖尿病や高中性脂肪などの生活習慣病の人にとって、プラスよりマイナスの作用が大きくなってしまいます。

1日に摂りたい果物の目安は、80～100キロカロリー程度。

いちご15粒、オレンジ、グレープフルーツなど大きめの柑橘類なら1個、みかん2個、桃1個、柿1個、バナナ1本、りんご半分、さくらんぼ20粒。

どれも、デザートとしては満足できる量です。**食べる時間を問わず、食後のお口直し程度の量をイメージすると、食べすぎを防げます。**

⑬ 清涼飲料水を減らすだけで、カロリーは大幅減

カロリーブックを片手に食事制限をするのがいいか、清涼飲料水をすっぱりやめることを選ぶか。

その人の考え方次第ですが、個人的には、3度の食事でちまちまとカロリー計算をして食事制限するよりは、清涼飲料水をやめた分のカロリーと糖質をドンと引き算してしまったほうが、よほどラクで効率的だと考えます。

清涼飲料と聞いて最初に思い浮かぶのは炭酸飲料ですが、炭酸が抜けたあとに飲むと甘すぎてとても飲めたものではありません。それくらい、砂糖がたっぷりと含まれています。

体によさそうな100%果汁のジュースも、濃縮還元と表記されているものには果

糖以外の糖質が添加されています。健康的なイメージのスポーツドリンクもしかり。基本的に、水、お茶、無糖のコーヒーや紅茶、人工甘味料を使用したゼロキロカロリー飲料以外の飲み物には、糖質が多く含まれていると考えたほうがいいのです。だからこそ、飲まなければ大幅な糖分カットになる、というわけです。

商品や容量によって差はありますが、炭酸飲料やジュース、スポーツドリンクには、1本（500ミリリットル）の中に平均して20〜60グラムの砂糖が入っていると言われています。

数字を見てもピンとこないかもしれませんが、これは、**ショートケーキ1個分と同じ砂糖の量です。**

サイズの小さい缶コーヒーでも平均15グラム、微糖タイプで5グラムの砂糖が含まれているので、あなどれません。角砂糖1個が4グラムくらいと聞くと、おおよその量がイメージできますね。

同様に、喫茶店などで飲むコーヒーや紅茶に入れる砂糖とミルクにも要注意です。

1日1杯飲むだけなら問題ありませんが、3杯も4杯も飲んでいたら、摂取する砂糖の量が大幅に増えるし、カロリーも気になります。

スティックシュガーは1本3～5グラムでおおよそ20キロカロリー、コーヒーフレッシュが10キロカロリー。両方入れて1日4杯飲んでいたら、30キロカロリー×4杯＝120キロカロリーにもなります。

その上、コーヒーフレッシュは、生活習慣病の発症リスクが心配されるトランス脂肪酸を多く含みます。健康を目指しているあなたには必要ありません。

コーヒーフレッシュがダメなら、牛乳を使ったカフェオレはいいかというと、カロリーの点であまりおすすめできません。大手コーヒーチェーン店のカフェオレは、普通サイズで100～200キロカロリーもあります。下手をすればご飯1膳を超えるカロリーを1杯のドリンクで摂ってしまいます。

どうしてもカフェオレが飲みたいときは、砂糖抜きの低脂肪牛乳というのが賢い選択です。

清涼飲料水に限らず、飲み物に含まれる糖分やカロリーは、目に見えにくい分だけ罪悪感が少なく、多く摂りがちです。そのことを、心に留めておきましょう。

日常的に飲むものは、水、お茶、ブラックコーヒー、紅茶。これが基本です。それ以外のものがどうしても飲みたいときは、ゼロキロカロリーのものを探してみましょう。ゼロキロカロリーのものがなければ、週1〜2本までを許容量としましょう。

⑭「パン」「うどん」「パスタ」「ピザ」、粉物を2食続けるのだけはNG

中性脂肪値の高い方の食事日記には、ご飯以外の炭水化物がよく登場します。パン、うどん、そば、ラーメン、パスタ、ピザ、グラタン、焼きそば、お好み焼き……。どうですか。好きなものばかりではありませんか？

これらは小麦粉などを主原料とした炭水化物で、体内で消化され、糖質として吸収されます。普通に食べているなら問題はなくとも、**毎日のように必要量を超えて食べていると、余剰分は脂肪として確実に蓄積されます。**

小麦粉製品を食べるときのポイントは、**「食べてもいいけど食べすぎない」「2食続けて食べない」**の2つです。

ご飯が主食のときは、お茶碗1杯など量を目で見て確認できる上、丼物やカレーをのぞけば、定食など栄養バランスが整いやすいのがメリットです。

一方、パン、麺類、お好み焼きなど小麦粉が主原料となると、摂取量が把握しにくく、かつ、単品メニューになりがちです。

パンやパスタには、必ず野菜やスープを1～2品プラスする、麺類のときは五目そばやタンメンなど野菜をたっぷり摂れるメニューを選ぶ。そんな工夫が大切になります。その上で、2食続けて食べないようにできたら、何も問題はありません。

ところが、無意識に好きなものばかり選んでいると、朝は菓子パン、昼はパスタ、夜は飲んだあとにシメのラーメンなど、炭水化物だらけの恐ろしく偏ったメニューになりかねません。

そうなるのを防ぐためにも、小麦粉製品は「2食続けて食べない」と決めてしまうことが大切なのです。

2食続けて食べないとなると、必然的に次の食事の主食はご飯になり、栄養の偏りを多少なりとも修正することができます。

「あれ？　砂糖や果糖の単純糖質はダメという話はあったけど、複合糖質である炭水化物もダメなの？」

そう思ったあなたは、素晴らしい！

確かに、単純糖質のほうが吸収が早く、脂肪として蓄えられやすくなります。しかし、複合糖質も糖質であることにかわりはありません。

ごはん茶碗1杯を超える量を毎食のように食べていれば、当然、摂取過剰となって脂肪が蓄積され、太ります。

そう考えると、**ラーメン&ライス、そば&小丼、焼きそば&ご飯のような、炭水化物&炭水化物のメニューには手を出さないほうが賢明だ**とおわかりいただけるでしょう。

見落とされがちですが、餃子やしゅうまいの皮も小麦粉が主原料。2、3個食べる分にはかまいませんが、ラーメンやチャーハンにプラスして1人前をペロリと平らげるようなことは控えたいもの。

もし、どうしても我慢できずに「W炭水化物」のメニューを食べてしまったときは、**次の食事では炭水化物を食べない、あるいは、次の2食で炭水化物の量を半分ずつにする**などの方法で、帳尻を合わせるようにしてください。

そういったことを繰り返すうちに、無意識のまま炭水化物を摂りすぎる習慣とは、サヨナラできるはずです。

⑮ 揚げ物は、食べても大丈夫

肉まんや餃子の皮と同じく、天ぷらの衣にも小麦粉が使われています。**天ぷらうどんや天丼は、炭水化物同士の組み合わせとなり、ラーメンライスを食べているのと同じこと。**糖質の摂取量はどうしても多くなります。

救いなのは、天ぷらの具材は魚介や野菜といったヘルシーなものが多い点。心配なのは、衣が油を吸うためにカロリーが高くなる点です。

総合的に、いったいどうすればベストなのでしょうか？

炭水化物の摂取量が増えて糖質過多になることに関しては、ご飯や麺を3分の1残すことで解決できます。大好きな天ぷらを食べるのだから、ご飯は少しくらいがまんしてみませんか。特に天丼の場合、甘いタレがご飯にも染み込んで、天ぷら定食を食べるよりもカロリーは高くなっています。

また、タレがからんだご飯は柔らかくなり、飲み込むように食べてしまいがちなので注意しましょう。

カロリーに関しては、衣以上に油を吸う具材「なす、きのこ類、かき揚げ」を食べないことが、もっとも簡単な解決法です。

なすやきのこの天ぷら、かき揚げは、油の吸収率に関しては天下一品。すべてを1食で食べた場合、1日の脂質摂取量の半分以上を摂ってしまう場合もあるほどです。

そのほかの具であれば、適量を食べる分には問題ありません。

せっかくなので、ほかの揚げ物の話もしておきましょう。ズバリ、**揚げ物は衣が厚くなればなるほどカロリーが高くなります。**素揚げ→唐揚げ→天ぷら→フライの順で、**いちばんいいのは素揚げ。フライよりは唐揚げ。**そんなふうに覚えておくと、メニュー選びのときに役立ちますよ。

⑯ 意外と効果アリ、2杯目からは苦手なお酒を頼んでみる

中性脂肪値の高い人が、糖分と同じくらい気にするべきはアルコールです。アルコールを飲みすぎると、肝臓で中性脂肪の合成が進みます。また、誰しもが酒席でタガが外れたように飲み食いしてしまいますが、言うまでもなく、食べすぎは肥満のもとです。

どんなに理性で抑えようとしても、アルコールには脳の抑制を取り払う作用があるため、自分では食欲の暴走を止めるのが難しくなってしまいます。「週の半分以上はお酒を飲んで、高カロリーのつまみを食べて……」という生活をしていれば、太らないほうが不思議なのです。

とはいえ、お酒の席を毎回断るわけにもいきません。かといって、席に座ればお酒

を断ることも難しい。そこで提案です。最初の1杯だけは、好きなお酒をオーダーしてもいいことにして、**乾杯のあとの2杯目以降は、飲めなくはないけどあまり好みではないお酒や苦手な飲み方で注文してみませんか。**

大好きなビールなら何杯だってグイグイいけるけど、普段は飲みつけない焼酎のお湯割りならチビチビとした飲み方になることでしょう。場の雰囲気を壊さず、ゆっくり飲めるこの方法なら、取り入れやすいはずです。

ただし、注意点が2つ。苦手なお酒や飲み方とはいえ、アルコールはアルコール。自制心がきかなくなり暴飲に走ってしまう、いわゆる「お酒に飲まれるタイプの人」は、**最初から「禁酒」と決めてしまったほうが罪悪感や後悔に振り回されず、かえってラクです。**

そしてもう1点。すでに医師から禁酒を言い渡されている場合は、迷うことなく、その指示を厳守してくださいね。

⑰ 居酒屋の肴《さかな》は、ヌルヌル・ネバネバ食材に

中性脂肪値の天敵、アルコールを摂取するときは、少しでも体にいいつまみを選ぶようにしてください。

おすすめの食材は、ヌルヌル・ネバネバしているもの。

具体的には、オクラ、山芋、里芋、海藻類などです。

ヌルヌル・ネバネバの正体は、水溶性食物繊維のペクチンやムチン。**食物繊維が水分を吸ってかさを増すとともに、腸からの脂肪や糖質の吸収を抑えてくれます。**

さらに、ムチンには胃の粘膜を保護する作用があり、アルコールで胃が荒れるのを防ぐので酒の肴《さかな》にはうってつけの食材なのです。

焼鳥屋でオクラの串があれば、超ラッキー！

居酒屋では、もずく酢、わかめときゅうりの酢の物、里芋の煮物、山芋のサラダなど、ヌルヌル・ネバネバ系のメニューは、意外と多く見つかるものです。

これらのメニューは、中性脂肪に限らず生活習慣病全般の予防におすすめできるものです。

そんな話題でも振りまきながら周囲も巻き込んで、積極的に食べるようにしていきましょう。

⑱夕食が遅くなるなら、間食をしてみる

仕事から帰宅して、あるいは、帰宅した夫を待ってからの夕食が10時、11時になるというご家庭も少なくありません。

巷でよく、「太りやすくなるから、寝る前3時間は食べ物を口にするな」と言われているせいか、遅い時間の夕食に罪悪感を覚える人も多いようです。しかしそれは、仕方がないことで夕食の時間を変えようがないのなら、罪悪感を抱くだけ損です。

なにより、「あぁ、本当はいけないのに……」と思いながら食べたって、おいしくないし、食べた気もしないでしょう。

ときには、割り切った考え方も必要です。

そもそも、遅めの夕食がなぜいけないのか、おわかりになるでしょうか。**就寝中は**

副交感神経の働きによって脂肪の合成が盛んになるため、寝る直前に脂肪のもととなるものを食べていると、脂肪の合成に拍車がかかって太りやすくなるからです。

そこがわかっていれば、対策が立てられますね。要は、脂肪のもととなるもの、つまり、炭水化物の摂取量を減らせばいいのです。

中性脂肪値を気にしながら、まさか、遅い夕食のあとにデザートを食べる人はいないと思いますが、もし食べているなら、それは即刻中止です。

繰り返しますが、砂糖や果糖の単純糖質は、中性脂肪のもととなるナンバーワンです。

そして、もうひとつの複合糖質である炭水化物。夕食後、3時間以内に寝てしまうのであれば、やはり食べないのが理想です。

「ご飯を食べないと夕飯を食べた気がしない」という方は、少し発想を変えて、夕食を2回に分けてみませんか。

脂肪のもとになりやすい炭水化物は、夕方6～7時頃に職場のデスクや外出先でも手軽に食べられるおにぎりで食べておく。そして、帰宅後はおかずのみをいただきます。これなら、「夕食にご飯がないのはちょっと物足りないけど、まぁ、夕方に食べたんだから仕方がない」と自分を納得させやすいですね。

また、昼食から夕食までの時間が長く空くのを防ぐことができ、空腹感ＭＡＸの状態を生み出しにくくなるのもメリットです。

就寝前の食事を軽めにしておくと翌朝の目覚めもよく、朝食を食べる気持ちも生まれます。朝食を食べるようになると、体と生活のリズムが整って体調も上向きになります。

炭水化物なしの軽めの夕食がもたらすメリットは、想像以上に大きいのです。

第3章

コレステロールが気になる人の食事法

〝グルメ食〟をあきらめなくてもいい、とっておきのコツ

⑲「脂《あぶら》中毒」はイメトレでサヨナラしよう

食習慣が食の嗜好を育てると言いますが、コレステロール値に問題を抱える人に聞いてみると、やっぱり「小さな頃から肉が大好き！」という人が多いのです。

幼い頃はハンバーグが好物で、学生時代は唐揚げ弁当や焼き肉弁当をかきこみ、大人になった今はランチに生姜焼きやステーキ、酒の肴に豚の角煮やモツ煮が欠かせない、といったところでしょうか。

しかも肉好きの人ほど、豚バラ肉やロース、霜降り肉などに目がありません。

「脂身がなければ肉じゃない！」と息巻き、そのおなかを見れば当然のように、ぽっこり、たぷたぷ。

郵便はがき

52円切手を
お貼りください

105-0002

（受取人）
東京都港区愛宕1-1-11
(株)アスコム

ズボラでも
中性脂肪とコレステロールが
みるみる下がる47の方法
読者　係

本書をお買いあげ頂き、誠にありがとうございました。お手数ですが、今後の出版の参考のため各項目にご記入のうえ、弊社までご返送ください。

お名前	男・女	才
ご住所　〒		
Tel	E-mail	
今後、著者や新刊に関する情報、新企画へのアンケート、セミナーのご案内などを郵送または eメールにて送付させていただいてもよろしいでしょうか？ □はい　□いいえ		

返送いただいた方の中から**抽選で5名**の方に
図書カード5000円分をプレゼントさせていただきます。

当選の発表はプレゼント商品の発送をもって代えさせていただきます。
※ご記入いただいた個人情報はプレゼントの発送以外に利用することはありません。
※本書へのご意見・ご感想に関しては、本書の広告などに文面を掲載させていただく場合がございます。

●本書へのご意見・ご感想をお聞かせください。

ご協力ありがとうございました。

コレステロール値の高い人にとって、この〝肉好きの脂身好き〟というのがとても厄介です。**牛、豚の脂身は「飽和《ほうわ》脂肪酸《しぼうさん》」といって、肝臓で合成されるコレステロールの原料になります。**

加えて、右に挙げたメニューを見てもわかる通り、肉料理は油で焼いたり揚げたりするものばかり。これではカロリーも上がって太るわけです。

肥満は、生活習慣病の最大要因。まさに冒頭でも申し上げた通り、食習慣が食の嗜好を育て、油まみれの「脂中毒」という今の自分を生み出してしまったのですね。

実は、**脂のおいしさは味覚では感じられず、食感や風味をおいしいと感じているにすぎません。**

「脂はおいしい」という誤解をまずは解き、日々の食事に意識を向けて、脂と油の摂りすぎを減らしていきましょう。

さて、ここまで何の説明もなく「脂」と「油」、2つの〝あぶら〟を使い分けてきましたが、この違いがおわかりになるでしょうか。違いがわかると、コレステロールについて、よりくわしくなれますよ。

「脂」は主に動物性脂肪のことで、代表的なのは牛や豚の脂身、乳脂肪。飽和脂肪酸とも言われます。

「油」は主に植物性脂肪のことで、サラダ油やオリーブオイルなどが代表的ですが、魚油はこちらに含まれます。不飽和脂肪酸とも言われます。

見分け方はとても簡単です。

「脂」は常温で固体化しますが、「油」は常温でもサラサラのまま。この2つは融点が違うのです。

なお、植物性脂肪から人工的に作られたトランス脂肪酸は常温で固まるので、不飽和脂肪酸でも「脂」のグループです。

細かいことを頭に叩き込まなくても、**体の中で悪さをするのは常温で固まってしまう脂、**と覚えておきましょう。

脂身たっぷりの豚バラ肉を使った角煮をイメージするとわかりやすいでしょう。角煮が冷めてくると、脂肪分が白くなって固まります。これがコレステロールのもと。最初から固まって売られているバター、チーズ、乳脂肪を原料とする生クリーム、トランス脂肪酸を多く含むマーガリンやショートニングなども「脂」の仲間です。

また、植物性油脂の中でも、常温で固まる特性のあるやし油（ココナッツオイル）も飽和脂肪酸の多いものに分類されます。

体内や血液中で脂が白く固まるところをイメージしてみると、食べたい気持ちが半減し、食欲をコントロールできるようになりますよ。

⑳ 卵は1日2個までなら食べてもよし

「コレステロール値が高い」と診断されると、「コレステロールの多い食品を控えよう」と考える人は多いもの。

でも、実はこれ、あまり意味がないのです。

コレステロールを多く含む食品のナンバーワンは卵、特に黄身の部分です。卵はコレステロールの敵のような扱いを受けていますが、卵は栄養価も高く手軽に食べられる食材ですし、お菓子などの原料としても使われていて、神経質に排除しようとすれば相当な労力を伴います。

けれども、**食べるのを我慢するストレスに苦しめられるくらいならば、無理にやめることはありません。**

血中のコレステロールのうち、約8割が肝臓で合成され、腸で吸収される食べ物からの影響は2割ほど。つまり、**コレステロールを多く含む食品を我慢しても、それほどメリットはない**ということです。

とはいえ、コレステロールの高い人が卵を毎日3個も4個も食べていたら、血中コレステロールはもっと上がります。何事にも適量があるもの。卵なら1日1〜2個くらいにしておきましょう。

誤解してほしくないのは、食べ物からの影響がさほどないからといって、何でもかんでも好きに食べられるわけではないことです。

当たり前ですが、高コレステロール食品ばかりを好んで食べていれば、体に悪影響が出ます。

ここで少し、整理しておきましょう。

先の項目では、「牛や豚の脂身が厄介者だ」とお話ししました。これらも我慢せずに食べていいかというと、そうとは言えないのです。

繰り返しになりますが、牛や豚の脂身は動物性脂肪で飽和脂肪酸の多い食品です。

この飽和脂肪酸を多く含む食品を食べると、肝臓でコレステロールの合成が進み、血中コレステロールが高くなります。

また、マーガリンに多く含まれるトランス脂肪酸は人工的な不飽和脂肪酸ですが、摂り過ぎると悪玉（ＬＤＬ）コレステロールを増やし、善玉（ＨＤＬ）コレステロールを減らすため、心筋梗塞などの虚血性心疾患のリスクを高めることがわかっています。

一方、卵を代表とする卵・魚卵系の食品は、コレステロールを多く含みますが飽和脂肪酸はそれほど多くなく、腸で吸収される2割に回されます。

大切なことなので、まとめておきましょう。

●肝臓でのコレステロールの合成を高める飽和脂肪酸を含む食品

［動物性脂肪（＝飽和脂肪酸）］牛、豚の脂身、鶏の皮、バターやチーズ、生クリーム、牛乳、アイスクリームなどに含まれている乳脂肪分

●トランス脂肪酸を多く含む食品

マーガリン、ショートニング、ケーキ、クッキー、菓子パン、ファーストフードの揚げもの、スナック菓子などの小麦粉加工食品

●コレステロールを多く含む食材

［卵・魚卵系］鶏卵、うずらの卵、いくら、たらこ、すじこ、数の子などの魚卵

［内臓系］レバー、ミノ、砂肝など

［その他］うなぎ、あなご、うに

どの食品も控えるに越したことはありません。

そこで、**「積極的に控えるべきは動物性脂肪とトランス脂肪酸」「できる範囲で控えたいのが卵・魚卵系、内臓系」**と覚えておくと、毎日の食事を無理なく楽しめるはずです。

これらの食品を朝・昼・夜と続けて摂らないようにするだけでも、血中コレステロールの上昇に歯止めが効きます。

ついでに、積極的に食べたいコレステロールを下げる食品も記しておきましょう。

●コレステロールを下げる不飽和脂肪酸を含む食品

［大豆、大豆製品］豆腐、味噌、納豆、油揚げなど

［魚介類］青背の魚、イカ、エビ、タコなど

［その他］野菜、きのこ類、果物、海藻類、こんにゃく

これらの食品を3度の食事にどんどん登場させていきましょう。

血中のコレステロールの8割は肝臓で作られる

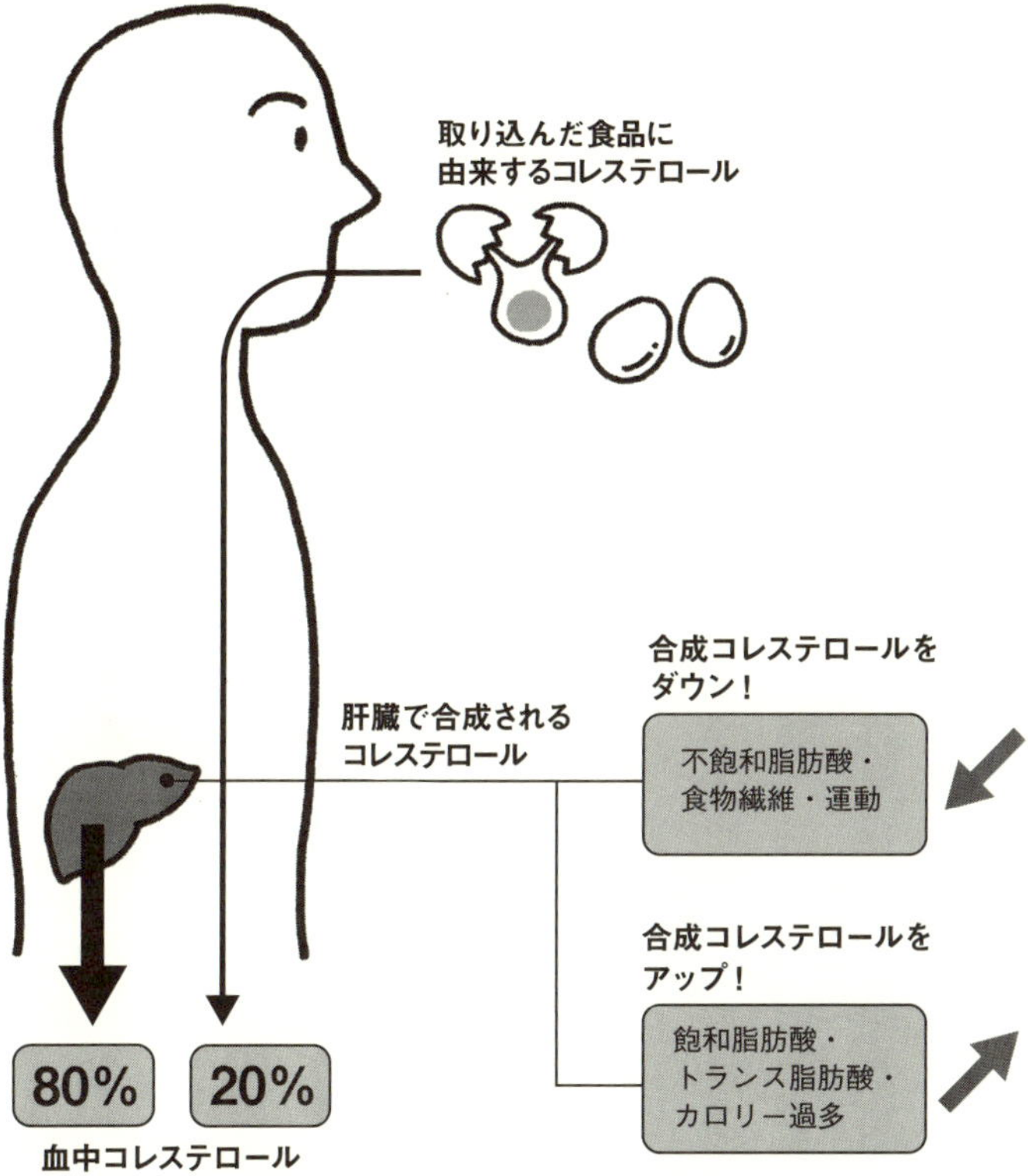

血中のコレステロールは、約8割が肝臓で合成されたもので、食品に含まれるコレステロールが吸収されたものは2割ほど。コレステロールを多く含む食品を我慢しすぎて、ストレスをためすぎることはない。それよりコレステロールの合成を増やす食品（飽和脂肪酸）を減らすことを心がけたい。

㉑甘いものがやめられないなら、和菓子を選んでみる

食べ物については、甘いものについての注意点にも触れておかなければなりませんね。

コレステロールが気になる方の場合、天敵は洋菓子です。

プリン、ショートケーキをはじめとするケーキ全般、クッキー、カステラ、ドーナツ。これらの主な原料である卵、バター、生クリーム、牛乳は、すべてコレステロール食品。

恐怖心を植え付けるわけではありませんが、魅惑的な洋菓子は〝コレステロールのかたまり〟と言っても言いすぎではないのです。

では、甘いものは絶対にダメかと言えば、そうでもありません。要は、自分に合っ

た食べ方、選び方さえできればいいのです。

コレステロール値は気になるけれど、体重管理の必要はない方であれば、洋菓子より和菓子を選ぶようにしましょう。

みつ豆、大福、みたらし団子。

和菓子は炭水化物と砂糖が多く使われているために糖分は高いですが、コレステロールを上げるような食品は含まれていません。

コレステロール値が高く、かつ、ウエイトコントロールの必要もある方の場合、和菓子は和菓子でも、小さめを選ぶようにしましょう。

スーパーやコンビニで手のひらにちょこんと乗るサイズの可愛らしい大福や柏餅などが売られています。デパ地下に行けば、ひと口サイズのどら焼きやカステラをよく見かけます。

大きさに関係なく目安は1日1個まで。たとえ3個入りだったとしても、全部を食べてはいけません！

ウエイトコントロールの必要のあるなしにかかわらず、アイスクリームは避けたほうがよいでしょう。

こちらも主な原料は乳脂肪分です。ヒヤッとした食感を楽しみたければ、アイスクリームよりもシャーベットやかき氷にしておきましょう。

「どうしてもアイスクリームじゃなきゃイヤだ！」というときは、少し小さめのサイズが箱にいくつか入って売っているものがありますね。小さくても食べるのは1個までと約束できるなら、こういった小さめサイズのものを利用するという手もあります。

こうやって挙げてみると、食べられるものは案外たくさんありますよ。

甘いものがダメな理由

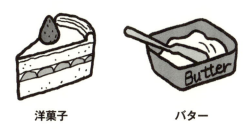

洋菓子

バター

脂肪が多い食品、カロリーが高い食品は、肝臓でコレステロールを作りやすくさせる働きを持っている。摂りすぎには要注意！

㉒ 目で見てわかる脂身は食べない、そうすればお肉もＯＫ

コレステロールを上げ下げする食品についてページを割いてきましたが、ここで、もっとも簡単でストレスのたまらない方法をお教えしましょう。

それは、**目で見て確認できる脂をできるだけ除外する、**というやり方です。

コレステロールを上げる食品の中には、ひき肉の中の脂分、調理に使われたバター、お菓子に含まれる乳脂肪やショートニングなど、調理されているために、知らぬ間に口にしているものがかなりあります。

しかも、入っていることがわかっていても、原型をとどめていないために排除することができません。

一方、牛肉や豚肉の脂身は、スーパーで購入する際に目で見てチェックをすることができます。

買い物のときに少しでも脂身の少ない肉を選べば、それだけで動物性脂肪を大幅にカットできます。

コレステロール、イコール、肉は悪という風潮がありますが、実際にはそんなことはありません。**赤身の肉なら食べてもかまわない**のです。

「赤身の肉はパサパサとしていておいしくない」

そんな嘆きも聞こえてきそうです。

しかし、かたまりのブロック肉なら、圧力鍋を上手に使えば簡単に柔らかい食感にできます。

またブロック肉でもスライスされたものでも、すりおろした玉ねぎや赤ワイン、塩麹《こうじ》に漬けておくと柔らかな食感を楽しめます。

脂のおいしさ（味覚ではなく実際には風味や食感を「おいしい」と錯覚しているだけ）に慣れた舌なら、物足りないでしょうが、「脂中毒」から抜け出していくと、かえって脂身のくどさが気になるようになります。

「住めば都」ではありませんが、何事も慣れというのが大事なのですね。

外食のときでも、ステーキやソテー、とんかつなどの料理であれば、脂のかたまりだけを取り除くことはできます。

ケーキのスポンジに含まれる卵やバターは無理でも、上に載っている生クリームはよけることができますね。

ピザの上に乗っているチーズをなくしてしまったら、もはや料理として成立しないので、そういったものは初めから注文しないのがベター。

バターや牛乳をたっぷり使ったグラタンなどホワイトソース系のもの、シュークリームなども同様です。

このように、**目で見て「あ、あそこにあるな。入っているな」とわかるものをできるだけ口にしないようにする**のです。

ものすごく単純なやり方ですが、これまで何の制限もなく食べていた人にとっては、かなり効果的です。

㉓ きのこ、海藻、こんにゃくは、コレステロール値改善の強い味方

コレステロールを下げる食品の中で、もっとも料理に取り入れやすいのがきのこ類です。

コレステロール食品であるハンバーグや霜降りのステーキの付け合わせに、ほかの野菜とともに、しめじ、えのき、しいたけ、エリンギ、舞茸などを添えるなど、積極的に取り入れてみるといいでしょう。

きのこ類は、ビタミン、ミネラルが豊富で栄養バランスに優れ、きのこ特有の食物繊維「β《ベータ》・グルカン」にはコレステロールの調整作用があります。また、腸内のコレステロールをからめとって排出をサポートする食物繊維の含有量もトップクラス。そ

の上、超低カロリーで料理のかさ増しにもなるなど、いいことづくめです。

きのこ類は価格も安定しているし、冷蔵庫に常備しておくと便利です。味が苦手な人は細かく刻んでカレーなど煮込み系の料理に入れたり、チャーハンに混ぜたりもできます。種類も豊富なきのこは、アイデア次第でいくらでも活用できます。

ついでですので、もうひとつ。**きのこと似た働きをするものに、海藻類やこんにゃくがあります。**

両方とも食物繊維が豊富で低カロリー。食物繊維は腸からのコレステロールの吸収を抑えてくれます。

きのこ、海藻類、こんにゃく。いずれも使い勝手のよい食材ばかり。1日に最低1回は食べる。それは、難しいことではありません。

㉔ 食べてもおいしい、コレステロールも下げる大豆製品はこんなにスゴい

同じタンパク質の仲間でも、脂身の多い肉がコレステロールを上昇させるのに対し、畑の肉と呼ばれる大豆に含まれるさまざまな成分は、素晴らしい働きをしてくれます。

大豆製品の代表的な成分であるイソフラボンは、ポリフェノールの一種。強い抗酸《こうさん》化力《かりょく》があるので、悪玉（ＬＤＬ）コレステロールが超悪玉の酸化コレステロールになるのを防ぎます。

また、大豆サポニンにはコレステロールの吸収を抑え、大豆レシチンは血管の壁にコレステロールが沈着するのを防ぎます。

あとは寝るだけで活動量が減り、余分なエネルギーをため込みやすくなっている夜は、**メインのおかずを肉料理から大豆製品に変えてみましょう。**これだけで、コレステロールのコントロールはかなりラクになります。

また、夕飯のおかずだけでなく、豆腐、高野豆腐、油揚げ、がんもどき、おからといった大豆製品は晩酌のアテにもうってつけです。

夏は冷奴、冬は湯豆腐、季節に関係なく高野豆腐やがんもどきの煮物、おから入りコロッケ。酒の種類に合わせて、いろいろ楽しめますよ。

大豆製品の中でも、近頃特に注目が集まっているのが高野豆腐です。ほかの大豆製品との大きな違いは、製造工程において低温でいったん凍らせていること。**凍らせることでタンパク質が連結変性し、「レジスタントタンパク」となり、食物繊維と同じようにコレステロールの吸収を抑えます。**

高野豆腐は料理の前に戻す必要があるために、使い勝手の面でちょっと……という声も聞こえます。
でも、最近ではさまざまなタイプのものが手に入ります。戻し不要のものもありますし、脂身が気になるひき肉の代用品にもってこいの粒状タイプ、糖質が気になる小麦粉の代わりになるパウダータイプなどが市販されているので、上手に活用してみましょう。

最後に、大豆製品とは反対に、酒の肴でなるべく避けたいものも紹介しておきます。

トップバッターは、内臓系の食べ物。

塩辛、このわたの原料はイカやカツオの内臓ですし、あん肝《きも》は内臓そのもの。焼き鳥や焼き肉屋で食べたくなるレバー、ミノ、砂肝も内臓系です。
細かい話ですが、魚の血合いは内臓の一部。刺身や焼き魚で血合いの多いところを好んで食べる人もいることでしょう。ひと口、ひと切れ食べる分にはいいですが、コレステロールが気になる状況下では、制限なくパクパクと食べていてはいけません。

コレステロールを上げる食べ物、下げる食べ物

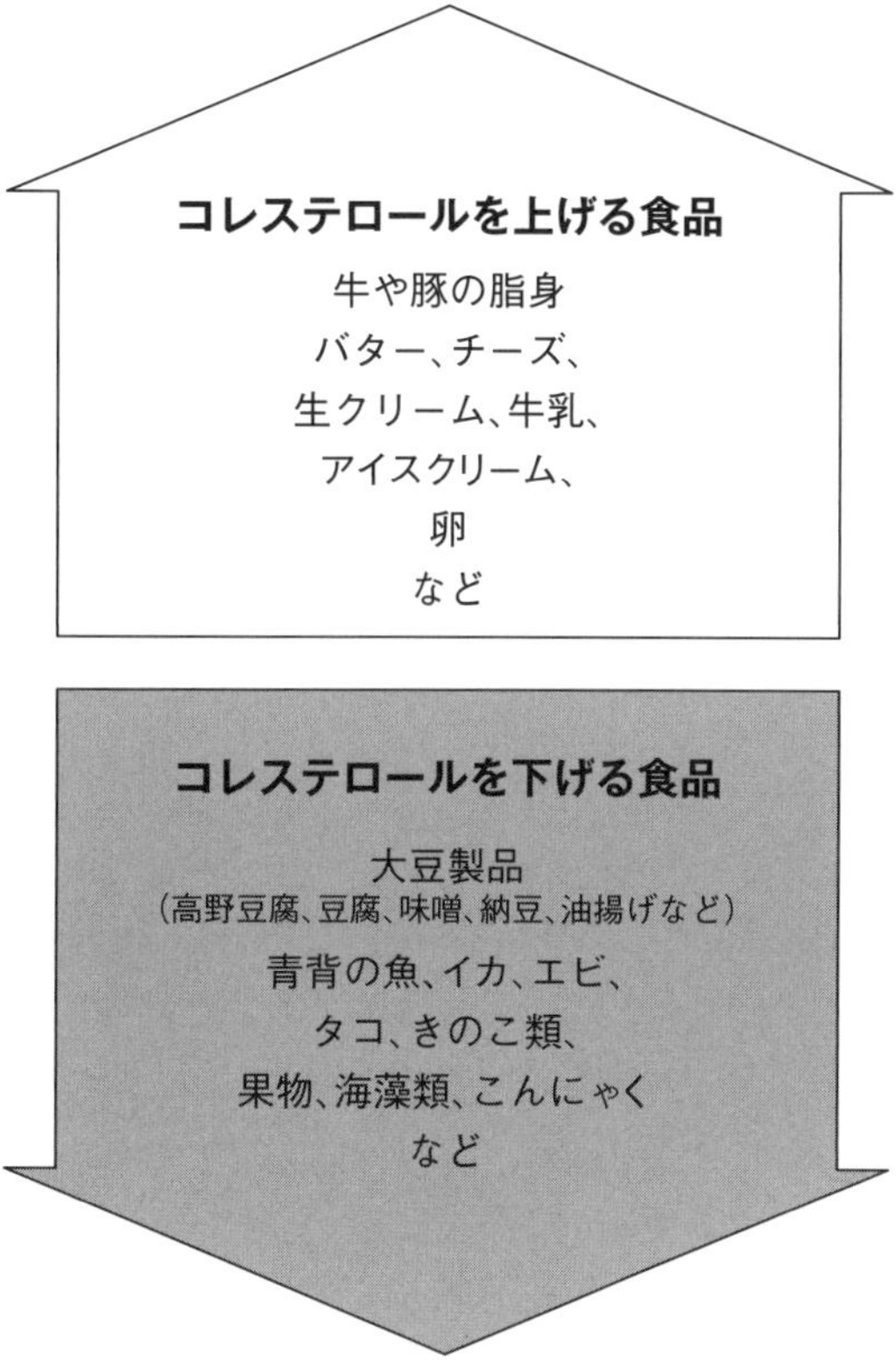

積極的に控えるべきは動物性脂肪（飽和脂肪酸）、できる範囲で控えていきたいのは卵・魚卵系や内臓系。これらの食品を朝・昼・夜と続けて摂らないように心がけるだけでも、血中コレステロールの上昇に歯止めが効く。

次に、魚卵系です。いくら、たらこ、筋子《すじこ》、からすみ、キャビア。酒の肴にはもってこいのものが並びますが、これらもほどほどにしておきましょう。

また、二次会のつまみによく出てくるチョコレートやポテトチップスには、コレステロールを上げる飽和脂肪酸やトランス脂肪酸が含まれているので、手を出さないほうが無難です。

いずれも、ちょっとずつ食べるだけならいいのですが、酒の席ではこれらの食材が同時にテーブルに並ぶことも考えられます。

「ちょっとずつ」が積もり積もれば、やはり体に悪いもの。

せめて、「内臓系と魚卵系を同時に摂らない」などの節度は守りましょう。

第4章

体がよろこぶ食の新習慣

発想を変えれば、食生活も体調もみるみるよくなる

㉕ マナーよりも健康が大事、「食べ残す」習慣を身につけよう

みなさんは、子どもの頃に「ご飯は残さず食べなさい」と厳しくしつけられたのではないでしょうか。

しかし、そのことは忘れてください。外食のときにも「全部残さず食べる」を実行していては、明らかに食べすぎてしまうからです。

外食は、自宅での食事よりも量が多めである場合がほとんど。その上、カロリーの高い油やバターを、量など気にせずじゃんじゃん使います。

なぜなら、そのほうが「おいしい」という評判が上がるから。えてして、**体に悪いものほどおいしいものなのです。**

また、ウエイトコントロール中であったとしても、天丼やかつ丼、フライの盛り合わせなど、ガッツリ系の食事の誘惑に負けてしまうことがあると思います。あるいは、中性脂肪値の気になる方が寿司屋へ行くと、シャリの食べすぎが気になることもあるでしょう。

そんなとき、少しでも罪悪感を払拭《ふっしょく》したくて「衣を半分くらい外そうかな」「シャリを半分残そうかな」と思う日があって当然です。

大人になった今、大事なのは行儀よりも健康です。少々のマナー違反は気にすることはありません。

外食を残すことはむしろ推奨したいくらいですし、衣を外す気になったのなら、どうぞ外してください。

今のあなたにとって、大切なのは健康を守り抜くことです。

外食に関しては、食べることが好きな人は好物を最後まで残しておく傾向があるので、**「好きなおかずは最後まで取っておかずに、食事の前半に食べること」**、また食べ始めると止まらなくなるため、**「最初から残す分を取り分けておく」**というようなアドバイスを私のクリニックでは行っていました。

ところが「三つ子の魂百まで」とはよく言ったもので、患者さんの声を聞いてみると、食べ物を残すことへの抵抗が強いのです。

残すことへの抵抗感や罪悪感がどうしてもぬぐえない人は、**注文の際に「ライス少なめで」と初めからお願いしてしまいましょう。**

単純な方法ですが、患者さんからは、「残す罪悪感や残そうと我慢することに比べたら、最初から少なめに注文するほうがよほどラク」と評判です。

また、家庭での「1個残し」も危険なパターンです。子どもの食べ残しや、お皿にひとつ残ったおかずを「捨てるのはもったいないから」と、パクッと口に放り込んではいませんか？

カキフライ1個で50キロカロリー、焼き餃子1個で60キロカロリーです。ねぎま（タレ）1本は70キロカロリー、唐揚げ1個は80キロカロリー、春巻き1本は、なんと100キロカロリー！

食卓に1個2個残りそうなものは、見た目の大きさから受ける印象とは裏腹に、けっこうカロリーが高いのです。

「もったいない」と言って食べ続けた結果、太れば被服費がかさみますし、病気になれば医療費がかかります。

医者にかかる時間、病気に対する不安を抱えた生活……。それこそ、人生において本当に「もったいない」ことですよね。

㉖ メニュー選びで迷ったら「サカナスキネ」で

中性脂肪やコレステロールが気になる脂質異常症は、心筋梗塞や脳梗塞の原因となります。だから、食べ物は血液をサラサラにしてくれるものがおすすめです。

細かくいろいろな食材を挙げてそのメリットをお伝えすることもできますが、あれもこれも聞かされて、結局、身につかなくては意味がありません。もっとも重要なキーワードを簡潔にお教えしましょう。

「サカナスキネ」

これならすぐに覚えられますね。外食のときでも夕飯の献立でも、**メニュー選びに困ったときは、サカナスキネを思い出してください。**きっと参考になるはずです。

サ＝魚、カ＝海藻　ナ＝納豆　ス＝お酢　キ＝きのこ　ネ＝ネギ類

【魚】アジ、イワシ、サバ、サンマなどのいわゆる青背魚に多く含まれる「ＥＰＡ」には、中性脂肪を下げ、動脈硬化を予防する働きがあります。

ＥＰＡは熱に弱く、長期に保存すると酸化するので、効率よく摂取するためには、焼き魚や加工してから時間の経った干物よりも、刺身で食べるのがおすすめです。

【海藻】わかめ、ひじき、もずく、昆布などの海藻類は食物繊維が豊富でコレステロールを下げる作用があります。

酢の物にすると、お酢の効果で繊維質が柔らかくなり、栄養成分の吸収もよくなります。積極的に摂りましょう。

【納豆】納豆特有の「納豆キナーゼ」という酵素が血の塊（血栓）を溶かすため、生活習慣病を予防する働きがあります。納豆は特に優れた食材ですが、脂質異常症の方には、納豆を含む大豆製品全般がおすすめです。

豆腐、厚揚げ、高野豆腐、がんもどき、おから、豆乳などに含まれている大豆のタンパク質やイソフラボンが、脂質異常症の改善に効果的です。

【お酢】お酢は、食べ物が胃で滞留する時間を長くするので、腸からの糖や脂肪の吸収を遅らせます。

お酢を使った代表的なメニューと言えば酢の物ですが、ほかに煮物やドレッシングなどにも活用できます。毎日の料理に取り入れるのが難しい場合には、飲料用として市販されているビネガードリンクを活用するのも一案です。

【きのこ】きのこ類は、食物繊維や不足しがちなビタミン、ミネラルが豊富で低カロリー。優秀なダイエット食材です。
しいたけ、しめじ、えのき、舞茸、エリンギ。常にひとつは冷蔵庫に入っているようにしておくといいですね。

【ネギ類】長ネギ、玉ネギ、あさつき、ニラ、にんにく、らっきょう。これらはすべてネギの仲間です。
催涙《さいるい》成分の「硫化《りゅうか》アリル」には抗酸化作用があり、悪玉（ＬＤＬ）コレステロールが酸化されて超悪玉コレステロールになるのを防ぎます。

㉗ 薬だと思えば、野菜もおいしく食べられる

とにかく、現代人は野菜不足。意識して食べてもまだ足りない。それくらい、野菜が足りていないのです。

ですから、私も患者さんに**「薬だと思って、野菜を1品増やしましょう」**と話をします。

「野菜は高い」という声も聞こえてきますが、将来の医療費を考えたら安いものでしょう。なにより、病気になって毎日薬を飲むより、野菜を食べて健康を維持していたほうが生活の質は高いと言えるのではないでしょうか。

多くの方にとって、「毎食、欠かさずに野菜を食べましょう」というのは理想論でしょ

う。

正直に言えば、私でさえ、夜の付き合いが多くて毎食野菜を摂ることができていない日のほうが多いくらいです。でも、対策は取っています。

夜の付き合いの食事ではコース料理のことも多く、自分で自由にメニューを選べない場合がよくあります。そのため、夜の分を昼食で補っています。

クリニックの周辺にあるコンビニエンスストアや惣菜店で買ってきた野菜のおかずを必ず2品。**たとえばサラダ、煮物、おひたし、酢の物など、何でもよいからとにかく2品。**これを習慣としています。

それともうひとつ気をつけていることがあります。**コース料理の最後に出てくるデザートは食べない**ということです。

フルーツならいただきますが、ケーキやアイスクリームなどは、本来、体には必要のないものです。それを夜の遅い時間に摂ったら、体をいじめているのと同じです。

野菜は食物繊維が豊富な上に、ビタミンやミネラルといった体に必要な栄養素がたくさん含まれています。

近頃ではずいぶん浸透した「ベジファースト」という食べ方には、最初に繊維質が豊富な野菜を食べることで糖質の消化吸収を抑える働きがあり、血糖値の急激な上昇を抑えます。また、初めに野菜を食べると胃がふくれて、早食いを防ぐことができます。

食事の最初には、必ず何か野菜を食べると決めてしまうのも、野菜の摂取量を増やすにはいい方法だと思います。

自分のやりやすいやり方でかまいません。

「健康と安心を買うために」

「薬と思って」

「血管をサラサラにしておくために」……。
何か納得できる理由を見つけて、野菜を1品足すクセをつけていきましょう。

㉘ 野菜選びに迷ったときは、「色の濃い野菜」をチョイス

これまで野菜に見向きもしなかった人が、「今日から野菜を食べましょう」と言われて困ることもあるでしょう。そこでひとつ、アドバイスです。

迷ったときは、色の濃い野菜や果物を選びましょう。

「フィトケミカル（ファイトケミカル）」という言葉を聞いたことがあるでしょうか。これは、第7の栄養素とも言われ、野菜や果物などの色素や香り、アクに含まれる成分のこと。お茶のカテキンや、大豆製品のフラボノイドなどのポリフェノール、にんじんのカロテンがその代表格です。

フィトケミカルは免疫力をアップさせるほか、強力な抗酸化作用を発揮します。

抗酸化作用には、体の老化を進行させる活性酸素《かっせいさんそ》を除去する働きがあり、美容目的のアンチエイジングだけではなく、生活習慣病、がん、認知症などの予防にも深く関係していると言われています。

悪玉（ＬＤＬ）コレステロールは、活性酸素の影響で酸化することでさらに性質の悪い超悪玉の酸化コレステロールになることがわかっています。体内を健康に保つために、フィトケミカルは積極的に摂りたい成分なのです。

にんじん、かぼちゃ、ブロッコリー、アスパラガス、トマトなどの野菜。ぶどうやブルーベリーなどの果物。

野菜の色の濃い部分や果物の皮にフィトケミカルが多く含まれている傾向があるため、迷ったら色の濃いものを、と覚えておいてください。

野菜を摂ることが日常になり、より積極的に野菜を食べたくなった方には、**1日に5色の野菜を摂る方法がおすすめです。**

［緑］小松菜、ほうれん草、ブロッコリー、アスパラガスなど
［赤］トマト、にんじん、パプリカ、紫玉ネギなど
［黄］かぼちゃ、とうもろこし、玉ねぎなど
［白］大根、白菜、きゃべつ、カリフラワー、もやし、レタスなど
［黒］しいたけ、舞茸、ごぼう、じゃがいもなど

5色を目安にすると、野菜の摂取量を簡単に増やすことができます。

フィトケミカルって何？

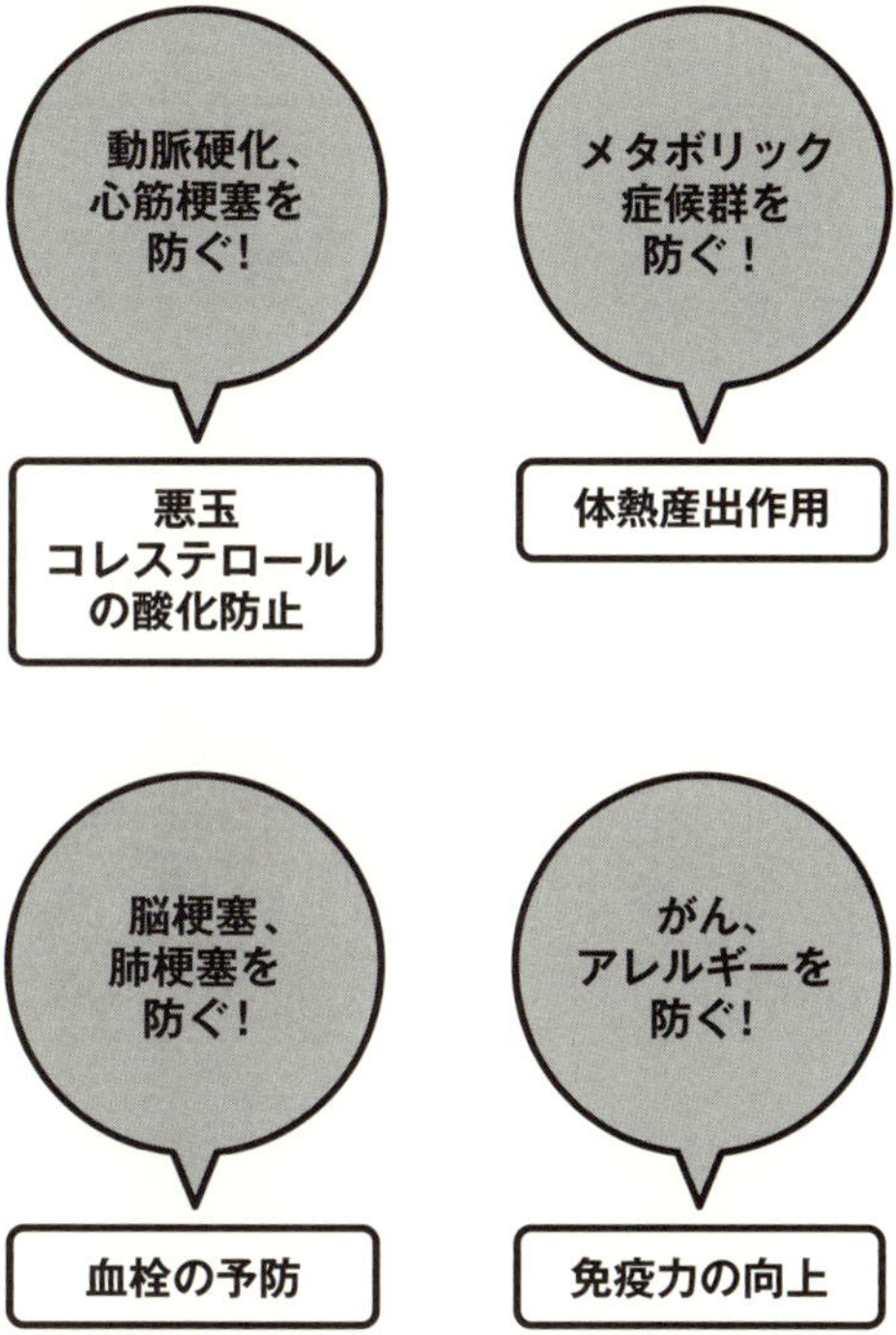

フィトケミカルは、悪玉コレステロールの酸化予防以外にも、うれしい効能がたくさん。積極的に摂れば、あらゆる病気の予防効果を期待できる。

㉙ 味噌汁、スープ、汁物好きは太らない

毎食とは言わずとも、食事のときに味噌汁やスープを飲む頻度の高い人は肥満度が低いというデータがあります。汁物の摂取量と肥満度の科学的な関連はまだはっきりしていませんが、とても耳寄りな情報ですね。

熱いスープがあれば、必然的に食事のペースがゆっくりになって早食い防止になる。

味噌汁やスープのある食事は定食などのメニューを連想させ、栄養バランスが整っている。

先に汁物を飲むとおなかがふくれて食べる量を抑えられる。

汁物好きが太らないのには、それなりに理由がありそうです。

もし、ご家庭で汁物のある食事を増やそうと考えている場合、**味噌汁でもスープでも、そこに野菜をたっぷり入れると手軽に野菜の摂取量を増やすことができて、よりいいでしょう。**

私はかねてから「三角食べ」を、「主食、主菜、副菜の並ぶ食卓を目指しましょう」という意味でおすすめをしていました。

料理のジャンルにかかわらず、「主食（ご飯や麺などの炭水化物）」「主菜（大豆、肉、魚などのタンパク質や脂質）」「副菜（野菜の小鉢など）」が揃っていれば、栄養バランスが整うからです。このうち**副菜に野菜たっぷりの汁物を加えれば、より太りにくい食事になります。**

順番も、副菜（汁物）、主菜、主食というように食べると、炭水化物の消化・吸収が遅くなり、食後の急激な血糖上昇が抑えられます。

「必ず」ではなく、楽しみながらメニューを考えてみませんか。

㉚ 適量さえ守れば、禁酒の必要なし

適度な酒は、血管の壁などに余ったコレステロールを回収する役割を担う善玉（HDL）コレステロールを増やす作用があり、長寿ホルモン「アディポネクチン」も増やして、動脈硬化を予防する作用があります。

また、生活習慣病の大敵であるストレスにも、アルコールのリラックス効果はプラスに働いてくれます。

そう聞くと「酒は飲んだほうがいいのか」と勘違いする人が出てくるのが困りもの。決して、飲むことを推奨しているわけではありません。

冒頭に書いたように、要は、適度な量を守れるかどうか。すべてはそこにかかって

います。毎日飲む場合の許容量は、ビール……ロング缶1本（500ミリリットル）／ワイン……グラス2杯／日本酒……1合／水割り……薄めのシングルで3杯／焼酎……アルコール度数によって異なりますが、100〜130ミリリットル。

「なんだ、少ない！」と感じた方、これは毎日飲む場合を想定したときの1日の許容量です。

ビールのロング缶を2缶飲んだら翌日は休肝日にするなど、1週間の幅であれば許容範囲内での調整はOKです。しかし気が大きくなって、1日で2週間分をがぶ飲みするのは完全にアウトです。

自宅で晩酌する場合、右の量なら、ご飯などの炭水化物を普段通りに食べてもかまいません。2日分以上をまとめて1日で飲むときには糖質の摂りすぎになるので、炭水化物は控えましょう。また、飲酒量についてすでに主治医からの指導がある場合には、そちらを優先させてください。

㉛ 飲み会は十分に楽しもう！ ただしハメを外したら3日は節制を

生活をしていれば、本当に特別な日というのがあるはずです。

結婚式などのお祝いの席、大切な仕事の付き合い、誕生日などの記念日。これらは月に1~2回あるかないか。そういう日にまで、食べることを我慢する必要はありません。

ただし、脂質異常症の改善を目指している場合は、思う存分食べっぱなし、飲みっぱなし、というわけにはいきません。

1過3節制。1日食べすぎたら3日間節制する。 これで問題は解決です。

ハメを外したあとの3日間は腹八分目を心がけましょう。外食のときは食事の3分の1は残す。定食スタイルのメニューを意識的に選ぶ。

そんなふうに、いつもよりちょっと食に対する意識を高くして3日間を過ごすことで取り返しがつきます。

くれぐれも、「あぁ、やっちゃった」と後ろ向きになり、これまでの努力を水泡に帰すようなことだけはしないでください。

ここに、興味深いデータがあります。

食事に誘われたとき、あなたは断れますか？

「今日は特別」などと理由をつけて食べることがよくありますか？

最初の質問に、誘われたら断れないと答えた人はやせている人40％、太っている人70％。2番目の質問にYESと答えたのは、やせている人24％に対し、太っている人は80％にも上りました。

太っている人はやはり、飲んだり食べたりする機会が多い、ということがよくわかるデータですね。

特に2番目の「今日は特別」という常套句《じょうとうく》にドキッとした人もいるのではないでしょうか。

「仕事やママ友との断れないお付き合いだから」

「頑張った自分へのごほうびだから」

「ストレスを感じる相手との商談が終わったから」

こういった大義名分を掲げ、食べ放題やスイーツ、お酒に走る人が多すぎます。

言われなくてもわかっているとは思いますが、いずれも日常のひとコマにすぎません。**ほんのささいなことまで特別な日にしていては、身が持ちません。**

何かと理由を付けて食べるクセを自覚して、少しずつ修正していきましょう。

第5章

ズボラな人でも大丈夫！
1日たった10秒、この健康習慣で人生が変わる

㉜ 1日1回体重計に乗るだけで、どんどん健康に

肥満と生活習慣病は切っても切り離せない間柄。「健康で長生きがしたい」と思ったら、ウエイトコントロールは一生続く長期戦であると理解してください。

そのためにも、**1日1回の体重測定を日課にしましょう。**

前日に食べすぎた日も、便秘の日も、むくんでいる日も、毎日歯を磨くように体重を測ります。体重が増えていると予想される日は、体重計に乗る前に葛藤があるでしょうし、イヤな気持ちにもなるでしょう。

しかしその状況から逃げず、体重計の数字から目をそらさなかったことは、今日より先の未来に、自制心として必ずプラスに働きます。

1日1回の体重測定は、これ以上増量しないためのストッパーです。

最初の目標は、昨日の体重よりも増やさないこと。今日測った体重が昨日より少し増えていたら、食事を控えめにして基準の体重に戻します。減らさなくてもいいけど増やさない。これが最初のステップです。

体重を測る時間については、同じ時間帯の同じような条件なら、いつでもかまいません。朝と決めたら、トイレをすませたあとに必ず測る。夜なら、お風呂上りに裸の状態で必ず測るなど、自分のやりやすい時間を見極めましょう。

体重計は、昔ながらの目盛り式のものではなく、100グラム単位で測れるデジタル式のものにすること。

基準の体重よりも増やさないことを目標とすると、100グラムの差は案外大きくなります。そういった意味で、体重測定時にはきちんとした数字を測ることが重要です。1日たった1回のこと。面倒くさがらずにやってみましょう。

最初に体重を測った日よりも増やさない。それを続けていくことで、「どんな食事で自分は体重が増えやすいのか」「どういう時期に食べたら増えがちなのか」反対に、「どういう生活をしていると体重は増えないのか」

このようなことが、だんだんとわかってきます。

そんなふうにウエイトコントロールのコツがつかめてきたら、次は、少しずつ減らすことを目標にしていきます。

最初の目標は、体重の5%を減らすこと。体重70キログラムの人なら3・5キログラム、60キログラムなら3キログラムが減量目標値です。

このぐらいの数字だと、まじめで努力家の人は、1カ月で減らそうと頑張りすぎてしまいます。1カ月で達成したら本人の満足感は高いかもしれませんが、一気に減らした分だけリバウンドの危険性は跳ね上がります。

「一気に減らす」ということは、その分、どこかに無理がかかっています。その無理している部分を一生続けていくことは難しく、やめたとたんにリバウンドが始まります。

一方、1カ月1キログラムのゆっくりペースでやることには無理がなく、時間をかけた分だけ生活習慣としても根付きやすい。結果、リバウンドを防げます。

もし可能なら、**体重をグラフ化すると体重の増減が一目瞭然**となり、ただ数字で見ているより、ウエイトコントロールへのモチベーションが続きます。

最後に、**体脂肪率は条件による変動が著しいので、1～2カ月に1回、目安として測ればよいでしょう。**安定しない数値に一喜一憂して振り回されていてはストレスがたまります。不要なストレスにはかかわらないのが賢明です。

㉝ 大股で早歩きするだけでも、消費カロリーはアップ

脂質異常症の生活改善のメインは食事ですが、日常の中での活動量を増やすことができれば、食事での頑張りを強力に後押ししてくれます。

体を動かすことで、中性脂肪の値が下がると同時に、善玉（ＨＤＬ）コレステロールの値が上がります。また、肥満も解消します。

日常の中で、もっとも簡単に活動量を上げられるものといえば、歩くこと。ひねりがないと怒られそうですが、**歩くことはいちばん手軽で体にも負担がかかりません。**

歩くことに意識が向いているときは、ぜひ、大股歩きや早歩きを実践してみてください。**歩幅が5センチ広がるだけで、消費カロリーが1・5倍にアップする**というデータもあります。

足のサイズが22〜28センチと考えると、履いている靴の4分の1くらい足を前に伸ばすだけで、歩幅5センチアップが可能です。

いきなり大股で歩いて脚の筋などを痛めてはいけませんので、5〜10センチの間くらいで歩幅を大きくしていきましょう。

早歩きについては、呼吸は乱れないけれど、少し汗ばむ程度で7〜8分歩くと脂肪燃焼効果が期待できます。

ずっと早歩きを続けるには集中力も体力も必要ですから、最初は無理をせず、次の方法を試してみてください。

私のおすすめは、3分早歩きをして、3分はいつものペースで歩く「インターバルウォーク」です。

「3分＋3分」だけで終わらせてもいいですし、歩いていることが快適でもっと続けようと思ったら、さらに「3分＋3分」など、自分のペースに合わせて取り入れてみます。また、「3分を計るのが面倒」という方は、「電柱5個分だけ早歩き」などの方法が、ゲーム感覚で楽しめていいかもしれません。

目標は、今より1000歩プラスすること。1000歩を時間にすると、だいたい10分くらい。1日の中で10分歩く時間を増やすことから始めましょう。

「そんな程度で効果があるの？」という声が飛んできそうですが、1日1万歩が推奨される中、主婦の人なら3000歩以下、お勤めの人で6000歩、営業職の人で8000歩というのが平均的な数字です。

つまり、歩数を稼ぐというのは、案外大変なことなのです。

そういう意味で、1日1000歩増やすとなれば、どうでしょう。

「毎日意識して歩く時間を増やすことが、効果を生みそうだ」と思えてきますよね。

これでもまだ納得できない方には、**万歩計の購入をおすすめします。**

今は活動量などが測れる高性能なものもありますが、歩数が測れるだけのいちばんシンプルなものでかまいません。3千円も出せばいいものが買えるでしょう。

1週間ほど万歩計をつけて歩いてみれば、平均的な平日の歩数や、休日との違いなどの現実が見えてきます。

たいていの場合、自分が思っているより少ない数字が画面に表示されるでしょう。

そして、1日1万歩歩くことのハードルの高さを実感することと思います。

現在の歩数に関係なく、誰でも最初の目標は1日1000歩増やすこと。買い物を遠回りするとか、通勤で1駅歩くなど誰でも無理なく日常に取り入れられる現実的な数字です。

最初のハードルは低く設定して、どんどん飛び越えていってください。

㉞ 外出がおっくうな人は、「その場足踏み」と「エア腕ふり」を

歩くことが日課になってきても、どうしても外に出る気分になれない。そんな日もあるでしょう。「今日は1日おサボり！」という日が月に1、2回あっても、かまいませんが、それが週1回、2回になってくると黄色信号です。

着替えて外に出るのが面倒ならば、その日は、部屋の中でできることを考えましょう。ウォーキングにかえて「その場足踏み」をするならば、意識的に太ももを高く上げるといいでしょう。

さらに、全身運動であるウォーキングに近づけるならば、「エア腕ふり」も加えましょう。ひじを90度に曲げて、後ろに引くことを意識しながら肩甲骨《けんこうこつ》から動かします。回数は「そのときにできるだけ」でかまいません。歩くことを継続していこうという気

持ちが重要なのですから。

地道に歩く距離や時間を延ばし、体力がついてきた人であれば、「踏《ふ》み台昇降《だいしょうこう》」もおすすめです。

電話帳など厚めの本をガムテープでくるくると巻いて、10〜15センチの高さの台を作り、腕を振りながら「1・2・3・4」とリズミカルに昇り降りすれば、かなりの運動効果が期待できます。

運動の効果は継続性にかかっています。週末にだけ10キロメートル歩いたところで、平日に歩けなかった分を取り戻すことはできません。

同様に、週1回のテニスやゴルフは、ストレス解消のためにはぜひ続けていただきたいのですが、心肺機能の強化や筋肉の増強、体重の減量といった、運動としての効果はほとんど期待できません。

継続は力なり、は本当なんですよ。

35 1日10秒でOK、テレビの合間に「プランク」を

人生を終える直前まで、自分の身の周りのことは自分でできるくらい元気を保っている「健康寿命」をまっとうするためには、貯金と同じくらい「貯筋《ちょきん》」、つまり、筋肉を貯えておくことが必要です。

筋力トレーニングで脂肪を直接減らすことはできませんが、筋肉を鍛えることで体が引き締まり見た目に好影響を与えます。筋トレを続けることで基礎代謝が上がってくれれば太りにくい体になります。

私自身は、健康寿命を意識し始めた10年ほど前から、毎朝、腕立て伏せと腹筋の筋トレを日課にしています。

そして、ここ数年、新たに日課として加わったのが「プランク（フロントブリッジ）」というトレーニングで、これが非常にいいのです。

何がいいかと言えば、1回1分以内という短時間で体を支える重要なパーツである体幹を効率よく鍛えることができるからです。

やり方も非常に簡単。

腕立て伏せを始めるときのポーズの中で、腕だけを90度に曲げて床につけます。頭からかかとまでが一直線になっていることを意識して、この姿勢をキープ。

たったこれだけです。目線は斜め前、呼吸は止めずに普段通り。朝のニュースを聞きながら1分間、が私の習慣です。

今、できる環境にあるなら、本を置いてやってみてください。どうですか。10秒キープするのも大変ではありませんでしたか？

最初はできる範囲で。徐々に時間を伸ばして、1分間を目指してみましょう。

この「徐々にできるようになる」という感覚も確実に筋肉が鍛えられている達成感があって、やる気にさせてくれます。

私は、この運動が効率よく体幹のインナーマッスル（体の奥にある筋肉）を鍛えられるので、気に入って続けています。ですが、ご長寿だった森光子さんのように大腿《だいたい》（脚の付け根からひざまで）の筋肉を鍛える「スクワット」のほうが生活に取り入れやすい、というのであればそちらをおすすめします。

要は、**体を痛めずに継続していける方法であるならば、それがいちばんいい**のです。

自宅でも外出先でも鏡があれば、おなかを凹ませる「ドローイング」をする。

電子レンジでチンをしている間だけはつま先立ちでかかとを上げ下げする。

夜のニュースを聞きながらプランクをする……。

このように**暮らしの中で、もっともラクにできる方法を見つけましょう。**

プランクの基本姿勢

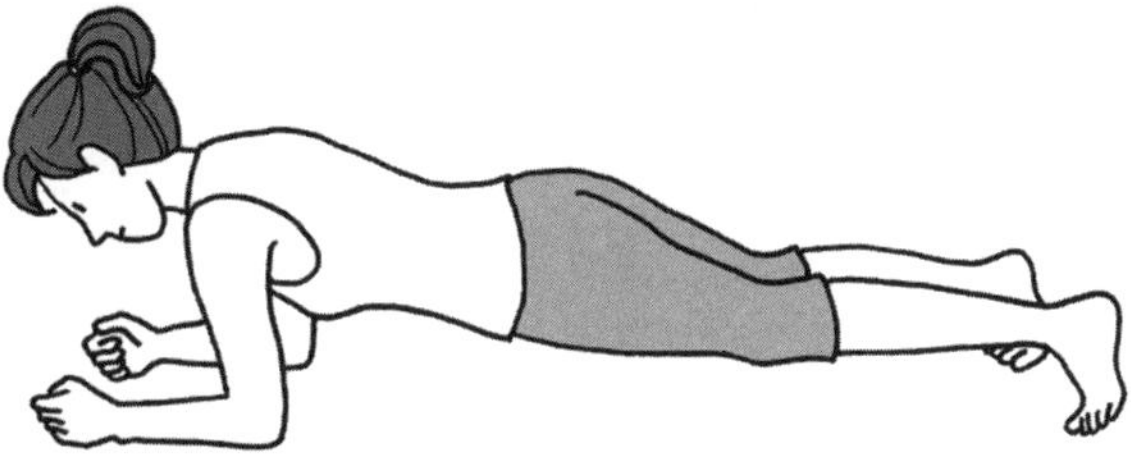

①腕立て伏せを始めるときのポーズをとる。
腕だけを90度に曲げて床につける。

②頭からかかとまでが一直線になっていることを意識して、
この姿勢をキープする。最初はまず10秒間から！

ポイント

つま先をピンと立ててふくらはぎを張り、ひざの裏も伸ばす。
目線は斜め前、呼吸は止めずに普段通り。腹筋、背筋に力を入れて、姿勢を保つ。

㊱ 掃除をすれば部屋はきれいに、心もすっきり、体はスリムに

太っている人はやせている人に比べて、座っている時間が約2時間半も長いという統計的データがあります。確かに見ていると、やせている人は動きが機敏で、おっくうがらずにちょこまかと動いている印象がありますね。

「積もり積もれば、日常のちょっとした活動量も大きくなる」

このことを、やせている人が証明してくれているようです。まずは、この言葉を肝に銘じておきましょう。

また、「一石二鳥」の方法として、部屋の掃除や片付けはおすすめの方法です。活動量は増え、気分もよくなりますよ。

手始めに、1日1カ所、どこでもいいから必ず部屋の拭き掃除にトライしてみてください。キッチンカウンター、玄関、洗面台の鏡、トイレの床、拭くところなら山ほどあります。日頃、見て見ぬふりをしていた場所をきれいにするだけで、心のモヤモヤやイライラがとれて気分も晴れ晴れ。部屋はきれいになって、活動量も増える。いいことばかりです。

さらに言うならば、1カ所がきれいになると、ついついその周囲もきれいにしたくなって、部屋がどんどんきれいになっていく、という相乗効果も生まれます。

まずは1週間だけはどんな言い訳もせずに、拭き掃除を続けてみましょう。きっと、いい変化が起こるはずです。

「動けばいいのはわかっていても、拭き掃除はハードルが高い……」

そんな人は、半強制的に動かざるをえない環境を作ってみてはどうでしょう。たとえば、ごみ箱を各部屋には置かずに1カ所にしてしまい、ゴミが出たら後回しにせずその場で捨てに行く、なんていう方法もアリだと思います。

37 いつまでもトキメキは大切、会いたい人がいれば苦手な運動も続けられる

「世の中、見た目がすべて」とは言いません。けれども、**「外見から得られる自信は生き方に影響を及ぼす」**と私は思います。

見た目に自信が持てないと、それだけで外出がおっくうになる人もいますし、〝着たい〟ではなく〝着られる〟を基準に洋服を選んでいては、着飾る楽しさが半減して、ますます内にこもりがちになります。

美意識は捨ててしまっても、心の反応であるトキメキや恋心はいくつになってもなくなりません。この際、自分の中から湧き出る素直な感情も活用しましょう。

失われた美意識を復活させるのに、いちばんの薬となるのは他人の目です。私の患

者さんでも、はつらつとした若者が笑顔で迎えてくれるスポーツジムに入会して、「私も内側から輝こう!」と奮起し、若々しいプロポーションを手に入れた方が何人もいます。

趣味のサークルや習い事など、新しい環境に身を投じてみるのも一案です。いきなり入会せずとも、体験という形で新しい世界をのぞいてみれば、どんな形であれ刺激を受けるもの。臆せず、予約の電話を入れてみましょう。

また、外出の予定がない日でも、朝から最低限の身だしなみを整えておくことです。そうすることで、「出かけようと思ったけど、準備をするのが面倒で……」という事態を避けられます。最寄りの駅前までなら歩いていける。そのくらいの格好で日々を過ごしているだけでフットワークが軽くなり、活動量も自然に増えていくでしょう。

美意識のない自分を受け入れてしまったら、自然に太ることはあっても、何もせずにやせることはありません。

「まだまだ自分は、イケる!」、そんな気持ちを、いつまでも持ち続けましょう。

38 少しでもストレスを感じたら、笑いましょう、泣きましょう

「肥満」「タバコ」「ストレス」。

これらが、生活習慣病を招く三大要因です。中でもストレスは、甘いものへの強烈な欲求を引き起こしたり、ヤケ食いヤケ酒を招いたり、健康的な生活習慣への意欲を失わせたりと、厄介な存在です。

食べること以外にストレス解消の手段をいくつ持っているか。これが、健康的な生活の基盤を作り、さらにはダイエットの成否を分けるといっても過言ではありません。

ひとつの方法として「これを観たら絶対に泣ける」という映画や、観るたびにおなかを抱えて笑ってしまうお笑いのＤＶＤなどを持っておくといいでしょう。号泣や大笑いが、体の中にたまったストレスを外に追い払ってくれます。

特に、泣くことの効果は絶大で、泣いている間は副交感神経《ふくこうかんしんけい》が優位になりリラックス効果をもたらすとか、脳内麻薬と呼ばれる「エンドルフィン」の鎮静《ちんせい》効果によりストレスが解消されるとも言われています。

号泣必至の映画や抱腹絶倒のコメディのDVDが1枚でもあると、「これがあれば大丈夫」というお守りにもなります。

ヤケ酒やヤケ食いは瞬間的にストレスの発散になったとしても、「翌日には後悔におそわれて余計にストレスがかかる」という悪循環を招きます。その点、**泣いたり笑ったりのあとにはすっきりとした気持ちだけが残る**ので、「暴飲暴食」という発散法に比べたら、ストレスをずっと遠くに追いやることができます。

映画やDVDに限らず、入浴剤を入れてバスタイムを楽しむ、ひとりカラオケで大声を張り上げて歌う、四季を感じながら遊歩道を散歩する。ストレス解消の手立てはいくらでもあります。

㊴ 1年間タバコをやめられれば、健康リスクは3割減！

私は、なるべく禁止事項を設けたくないと考えています。

とはいえ「タバコをやめなくてもよいですか？」と聞かれたら、迷わず「タバコだけは禁止！」とお伝えしています。

なぜなら、喫煙習慣が動脈硬化を引き起こすリスクは、非常に大きいからです。

動脈硬化の四大危険因子は、「脂質異常症」「糖尿病」「高血圧」、そして「喫煙」です。

この本を手に取っている方の大半は、脂質異常症で悩まれているはずです。そこに喫煙が加われば、動脈硬化のリスクは相当高いといわざるを得ません。

喫煙によって体内に取り込まれる有害物質は、血管の壁に害を及ぼし、動脈硬化を進行させます。

また、喫煙は動脈硬化を改善する長寿ホルモンのアディポネクチンを減らすことがわかっています。さらに、悪玉（ＬＤＬ）コレステロールを酸化して超悪玉の酸化コレステロールにしてしまいます。

1日の本数にかかわらず、タバコを吸う人は吸わない人に比べ、心筋梗塞など動脈硬化による心臓病で死亡する率が3倍も高くなります。まさにタバコは百害あって一利なし。

こうやってタバコのお話をすると、必ず「少しずつ本数を減らすのではダメですか」とか「タバコをやめるとストレスになるからやめないんだ」などとおっしゃる方がいます。

中には、「タバコをやめると太ると言いますし、脂質異常症にはかえって逆効果では?」なんてもっともらしいことを言う方も……。

第一に、タバコは中毒性があることを理解しなければなりません。

1本でも吸っていれば、必ず次の1本を吸いたくなります。また本数を減らせば、1本を深く長く吸うようになるので、体に入る有害物質の量はそんなに減りません。だから、本数を減らすのでは意味がないのです。

そして、**タバコの害に比べたら、タバコをやめて2~3キログラム太ることのほうがメリットは大きい。**「タバコをやめたら太る」は禁煙をしない言い訳にはならないのです。

タバコをやめて一時的に体重が増えることはあるかもしれません。でも、食生活をはじめ生活習慣を見直しているあなたなら、体重が増え続けることはありませんし、ある一定の期間をすぎれば、自然と体重も落ちてくるでしょう。

現在は、医療機関で禁煙のための薬を処方できる、とてもいい時代になりました。かつてのように忍耐で禁煙する必要はありません。脂質異常症で病院にかかっている方は、どうぞ遠慮なく主治医に相談してみてください。

禁煙して3年後には、心筋梗塞の危険率が30％ほど下がりますが、危険率が非喫煙者と同程度まで下がるには、10〜15年もかかります。

脂質異常症という動脈硬化のリスクをお持ちの方は、少しでもそのリスクを減らすために、できるだけ早く禁煙されたほうがいいでしょう。

40 毎日の入浴タイムを、筋トレタイムにしてみる

シャワーだけの入浴と比べ、湯船につかることにはたくさんのメリットがあります。いちばんは、リラックス効果。温かいお湯につかって、ハァ～と息を吐いた瞬間に全身の緊張がゆるみますね。それが大事なのです。

その日の疲れやストレスは、その日のうちに解消する。そんな心がけが、十年先の健康を大きく左右します。

入浴そのものが、直接的に脂質異常症を改善するものではありませんが、全身が温まる温浴効果により代謝がよくなり、カロリー消費を促します。

さあ、今日からカラスの行水はやめて、**5分でもいいから湯船につかりましょう。**

お湯につかっている間、暇を持て余してしまうという方は、童心にかえってトレーニングを。

まず、手で床を押すようにして上半身を安定させます。そして、バタバタと脚を上下に動かせば、水圧がかかるので立派な筋力トレーニングになります。水中でのトレーニングは浮力があるため、膝などの関節に負担をかけることもありません。というより、やっていて案外楽しいものなので、トレーニングなどと気負わずに、ぜひ試してみてください。

お湯の温度はあまり高すぎるとかえって体に負担がかかるので、冬場でも40度くらいを目安にするといいでしょう。湯船につかる時間は長くても15分程度で充分です。

㊶質の高い眠りこそ、動脈硬化を遠ざける

寝ている間は脂肪の合成が活発になるため、寝る直前に食べたものが内臓脂肪として蓄えられる危険性がグンと高まります。

また、就寝前にお酒を飲むと、アルコールの脱水作用で体内の水分量が減り、血液がドロドロになります。週に3回も4回もそのようなことをしていれば、ゆくゆくは動脈硬化に……、ということから、「動脈硬化は夜作られる」と言われるようになりました。

これには、「睡眠をないがしろにしてはいけない」という警告の意味もあるでしょう。

一般的には、就寝の3時間前までに夕食を食べ終えること。日付が変わる前に布団

に入ること。睡眠時間は7~8時間。そんなふうに言われています。

もちろん、寝る直前の飲食や深酒は感心しません。しかし、いくら空腹の状態で眠ったとしても、睡眠の質が悪ければあまり意味がないのです。睡眠中は、体のメンテナンスの時間でもあるので、質のよい眠りこそ重要です。

何時に寝ようとも、**その人の生活リズムの中で、5時間程度の良質な睡眠が取れていて、目覚めがすっきりしていれば問題ありません。**反対に、8時間寝ても目覚めがすっきりしない、毎晩のように夢ばかり見ているという方は、睡眠の質が落ち、眠りが浅くなっている可能性があります。

これからは、**睡眠時間の長さに振り回されずに睡眠の質に目を向けてください。**

私は、週に最低2回はプールへ行き、1キロメートルほど泳ぎます。もちろん健康のためでもありますが、いちばんは体を疲れさせるためです。

朝から夜まで診察室で何十人もの患者さんを診ていますが、精神的な疲れはあっても肉体はほとんど疲れていません。患者さんの話を伺いながら頭は使っていても、何時間も座りっぱなしですから、体が疲れるはずもないのです。

夜、会食の約束がある日でも、肉体的な疲れを感じていない日は、食事の前にちょっとプールに寄って泳ぎます。こうすることで、家に帰って気持ちよく眠りにつくことができます。

質のいい睡眠は健康体を取り戻す上で欠かせないもの。**ぐっすり眠るために、頭と体をバランスよく疲れさせることを意識して日々を送りましょう。**

第6章

ズボラな人のための健康常識

薬を遠ざけて健康を取り戻すための6つの心得

㊷ 動脈硬化対策は、早ければ早いほどいい

「はじめに」でも述べましたが、中性脂肪やコレステロールの値に問題のある脂質異常症の方は、「警告としての生活習慣病」の段階にいます。

今、何も手を打たずにいれば動脈硬化が進み「命にかかわる生活習慣病」に移行していきます。

心筋梗塞や脳梗塞が発症すれば、薬は手放せませんし、もし後遺症が残ればこれまで通りに生活するのは難しくなってしまいます。最悪の場合、死に至るケースもあります。

生活習慣病とは、読んで字のごとく、これまでの生活習慣の積み重ねによって生み

出された病。日々の悪しき習慣をいくつ変えられるかが、健康体へと引き返せるか、命にかかわる生活習慣病へと突き進むかの分かれ道。

今ならまだ、間に合います。

あまり意識していない方もいるかもしれませんが、**脂質異常症とは、血管障害です。**

血液中の脂質が増えているところをイメージしてみてください。細い管の中を流れる水の中に、オイルがたくさん浮いていたらどうでしょうか？

それと同じです。血液はドロドロ、脂の汚れが内壁に積もり、血管は痛めつけられてボロボロなのです。

血管ほど、健康のために重要な器官はありません。

きれいな血液が栄養と酸素を全身に送り届けてくれるから、脳が働き、体を動かすことができるのです。

重要な臓器をトラブルなく働かせるのも、きれいな血液からのエネルギー補給があればこそ。これがドロドロの血液だったらどうなるでしょうか。

ドロドロの血液は、たとえば車のガソリンに不純物が大量に混じっているようなものです。

最初のうちはトラブルはないかもしれません。しかし、遅かれ早かれどこかに不具合が出てきて、大きな事故につながってしまうでしょう。

体の場合、臓器に不具合が出てくれば、それはすなわち病気ということになります。そうして脳梗塞や心筋梗塞という大事故につながっていくのです。

脂質異常症を改善すべき理由がここにもあります。

血管は沈黙の器官。

ドロドロでも文句ひとつ言いません。その代わり、限界に達すると一気に爆発する恐ろしい存在です。

どうか怒らせないように、常に血管の中をサラサラの血が流れるように変えていきましょう。

㊸ 内臓脂肪を減らせば、「長寿ホルモン」が増える

健康のためにもっとも重要な器官が血管である、とお話をしました。では、その血管の健康を守るために、もっとも重要なことは何でしょうか。

答えは、内臓脂肪を減らすことです。

やせ型や標準体型の方も安心はできません。

男性は20歳、女性は18歳で骨格や筋肉がほぼ完成するため、それ以降に増えた体重のほとんどが脂肪です。

肥満度を表すＢＭＩが標準値の22であったとしても、20歳前後の体重から5キログラム以上増えている方は「かくれ肥満」の可能性大。脂肪を減らしていく必要があり

ます。

よく知られているように、脂肪には内臓脂肪と皮下脂肪の2種類があります。このうち、健康に悪影響を及ぼすのは内臓脂肪。

一般的に男性は内臓脂肪がつきやすく、女性は皮下脂肪がつきやすいと言われますが、女性も閉経を迎える50歳前後になると女性ホルモンが減少して太りやすくなる上に、内臓脂肪がつきやすくなります。

年齢を重ねると、女性はおなか周りに肉がつき体型が変わっていきます。

男性は30歳以降、女性は更年期を過ぎて増えた体重は、ほとんど内臓脂肪といってよいでしょう。

内臓脂肪が増えると、健康を守ってくれる長寿ホルモン「アディポネクチン」が減少します。このアディポネクチンは血管を守ってくれる大切なホルモン。

糖尿病を予防し、動脈硬化を改善します。また脂肪も燃やしてくれる頼もしい存在です。

内臓脂肪とアディポネクチンはシーソーのような関係で、内臓脂肪が増えればアディポネクチンが減り、内臓脂肪が減ればアディポネクチンが増えます。

アディポネクチンは、体内でさまざまな病気を予防してくれる防御因子。反対にコレステロールや中性脂肪は、体の中で悪さをする攻撃因子。元気に長生きをしたければ、**攻撃因子を減らして、防御因子を増やすことがいちばんの近道なのです。**

アディポネクチンって何？

アディポネクチンとは、ホルモンのひとつ。1996年、大阪大学医学部松澤佑次教授（当時）の研究グループによって発見された。

「糖尿病」「高血圧」「脂質異常症」「動脈硬化」、さらに「がん」などを改善する働きがある。

アディポネクチンの7つの働き

健康的な人は、自分自身の脂肪細胞からアディポネクチンを作り出している。アディポとは「脂肪」、ネクチンとは「くっつく、接着」という意味。「血管の壁などにくっついて修復する」という性質が「アディポネクチン」という名前の由来である。太って脂肪細胞が膨れると、アディポネクチンは減少する。アディポネクチンの主な働きは次の7つ。

① 血管を修復することで、**動脈硬化**、**脳卒中**、**心筋梗塞**などを予防改善する
② インスリンの働きをよくすることで、**糖尿病**を予防改善する
③ 脂肪を燃焼させることで、**脂質異常症**を予防改善する
④ 血管を拡張させることで、**高血圧**を予防改善する
⑤ 腫瘍の増殖を抑制することで、**抗がん作用**を発揮する
⑥ **脂肪肝**を予防改善する
⑦ **メタボリックシンドローム**を改善する

アディポネクチンが低い人は、こんな人！

	男性	女性
ウエスト	**85cm以上**	**78cm以上**
ウエスト÷身長	**0.5以上**	
20歳の頃からの体重の増加	**10kg以上**	**8kg以上**

44 メタボ健診の結果を、過信しすぎてはいけない

「若い頃の体重を、今もキープしているから大丈夫」

そう思っている方には申し訳ありませんが……。たとえ体重が変わっていなくても、体型や体の中身が変わっていれば、安心してはいられません。

メタボ健診では、ウエストのサイズを重要視しますが、私はこの基準値に問題アリ、と考えています。

なぜなら、メタボでウエストの基準値としている男性85センチ以上、女性90センチ以上という数字には、身長差が考慮されていないからです。たとえば身長150センチの女性が、ウエスト90センチ以上にもなる頃には、健康を維持するのに欠かせない「アディポネクチン」が激減しています。

私は1700人以上のアディポネクチンを測定しましたが、男女ともウエストが身長の半分以上になると、アディポネクチンは平均以下に減少してしまいます。つまり**「ウエストが身長の半分以上になったら危険信号」**ということなのです。

身長152センチならウエストは76センチ、身長180センチならウエストは90センチを超えたら危険信号です。

20歳前後から体重が変わらない人でも、かつては自慢だった筋肉が失われて、現在はおなかぽっこり。

私が提唱するアディポネクチンが減る基準（161ページ参照）にも引っかかってしまうようなら、あなたにも生活習慣病のリスクは充分にあります。

やせ型や標準体重の方は、BMIやメタボのウエスト基準値に安心して、脂質異常症などの生活習慣病を放置してしまいがちです。

心筋梗塞を発症して初めて気づいた、などということにならないよう、ウエストのサイズにもっと注意を払いましょう。

㊺ 健診のデータは、常に「過去の自分」と比べよう

毎年、健康診断を受けていても、その結果を有効活用している人は少ないものです。いちばん無意味なのは、他人と比べて「自分のほうがまだマシ」と胸をなで下ろしているケースでしょう。

たとえば、中性脂肪の値が150以上になると脂質異常症と診断されます。デスクを並べている同僚は、151で脂質異常症と診断され、自分は149で標準値内。このわずかな差によろこんでいる場合ではないことは、わかりますね。

血液検査の結果を有効活用するには、**昨年、一昨年の自分のデータと比較してみることです。**

中性脂肪もコレステロールも「標準値内で問題なし」とされていても、じわじわと右肩上がりに上がっていれば、来年には標準値を超えてしまうかもしれません。

1年前、2年前の数字と比較することさえできていれば、標準値を超える前に手を打つことができます。

また、医療機関によっては、検査結果に「LH比」が記載されるようになってきました。**LH比とは、悪玉（LDL）コレステロールと善玉（HDL）コレステロールの比率を表したもので、動脈硬化の進行度合いを示す指標として広がり始めています。**

LH比は簡単な計算で自分でも割り出すことができます。

LH比＝LDL÷HDL

たとえ善玉・悪玉コレステロールが標準値内だったとしても、LH比が2・0を上回っていると動脈硬化が始まります。２・５を超えると血管内のコレステロールの塊が大きくなっていることが予想されるので、食事療法などの治療が必要です。

ほんのちょっとの知識があれば、生活習慣病の小さな芽を摘み取ることができます。

LH比って何？

LH 比とは、動脈硬化のリスクを表す指標。「LDL（悪玉）コレステロール値÷ HDL（善玉）コレステロール値」で示される。たとえば、LDL コレステロール値が 130mg/dl で、HDL コレステロール値が 40mg/dl の場合、「140÷40＝3.25」で、LH 比は 3.25 となる。どちらの値も、単独で見ると現基準では正常値の域内（P7参照）。けれどもLH 比が 3.25 というのは、動脈硬化のかなりの進行が心配される値となる。つまり、気をつけたいのは、LDLコレステロールとHDL コレステロールのバランスである。また、「ほかに病気がない場合には2.0 以下」「高血圧や糖尿病がある場合、あるいは心筋梗塞などの前歴がある場合には 1.5 以下」と推奨する医療機関が多い。

LH 比の求め方

$$\text{LH 比} = \frac{\text{LDL（悪玉）コレステロール}}{\text{HDL（善玉）コレステロール}}$$

推奨値

心筋梗塞や狭心症を発症していない段階（一次予防）	LH 比が 2.0 以下
再発予防（二次予防）	LH 比が 1.5 以下

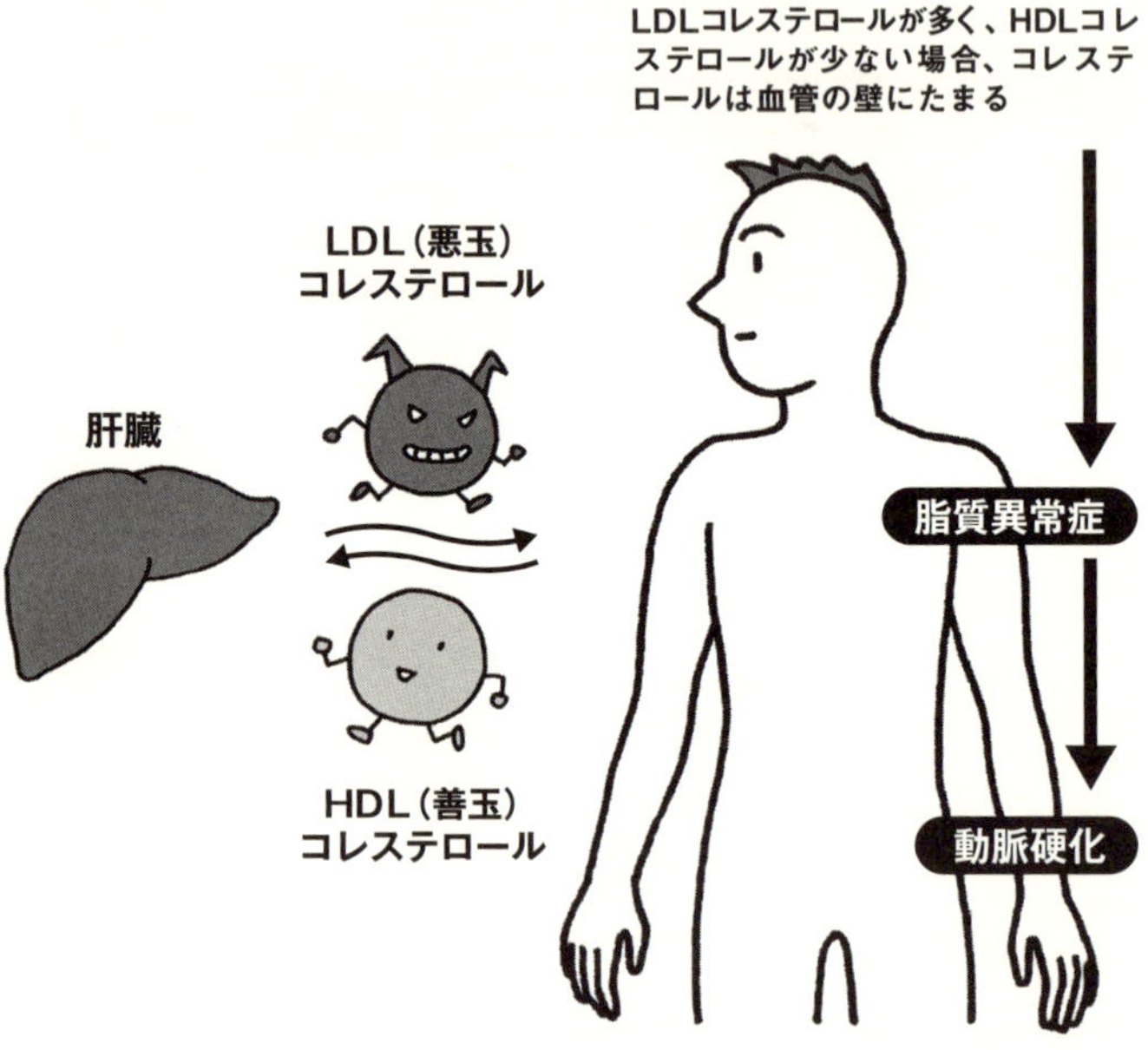
LDLコレステロールが多く、HDLコレステロールが少ない場合、コレステロールは血管の壁にたまる
LDL（悪玉）
コレステロール
肝臓
HDL（善玉）
コレステロール
脂質異常症
動脈硬化

こうやって動脈硬化は進行する

中性脂肪や LDL(悪玉)コレステロールが増加すると(脂肪異常症)、動脈硬化の引き金になることもある。動脈硬化とは、血管の内側に汚れがついたり、血管の壁が厚く硬くなったりして、血流が悪くなる状態のこと。心筋梗塞や脳梗塞、大動脈瘤(りゅう)の原因となることもある。
動脈硬化の対策としては、こまめに LH 比(悪玉/善玉コレステロール)をチェックするのがよい。LDLコレステロールの値が正常の範囲内でも、HDL(善玉)コレステロールが低ければ、要注意の場合がある。

46 中性脂肪、コレステロール以外に「問題アリ」の人はよりいっそうの注意を

先日、ある患者さんから「テレビで医者が『コレステロールは高くてもいい』と言っていたから薬をやめたい」という相談を受けました。

人間誰しも、自分にとって都合のいい情報を信じたいもの。その患者さんのお気持ちは、よくわかります。

コレステロールだけが高い場合、値が少々高めでも食事療法で様子を見ていてもいいでしょう。しかし、その方にはコレステロールに加えて糖尿病もありました。そうなると話はガラッと変わってきます。

糖尿病があると、ただでさえ心筋梗塞など動脈硬化による病気の発症率が高くなり

ます。それに加えてコレステロールが高ければ心筋梗塞の発症率は相乗的に上がってしまいます。

血糖値が高い、血圧が高いというリスクをすでに持っている方、喫煙というリスクを手放せない方に対して、コレステロールや中性脂肪を正常者と同じ基準で語ることはできません。テレビで語られているのは、あくまでも正常者が対象です。

「医者が言っているのだからこれでいいんだ」と都合よく解釈せず、自分がすでに持っているリスクと照らし合わせて冷静に行動するようにしてください。

また、自己判断で勝手に薬を中止せずに、必ず主治医に相談することも忘れないでください。

㊼ 要注意、身内の死因は遺伝しやすい

私の父は3人兄弟でしたが、3人とも心筋梗塞を発症しています。しかも3人とも、糖尿病や高血圧はなく、タバコも吸わず、ただコレステロールが若干高い傾向にあるだけでした。

おそらく私の家系は心臓の血管がコレステロールに弱い、という推測が簡単に成り立ちます。このような場合も「コレステロールは高くていい」と言ってはいられません。

「身内のかかった病気は、自分自身のウィークポイントである可能性が高い」

そんな自覚があれば、予防と対策が立てられます。

私自身もコレステロールが高くならないよう食事面でも気を配っていますし、定期的な運動も欠かしません。

祖父母、両親、兄弟姉妹。少なくとも、これくらい身近にいる親族の病気については把握しておくことをおすすめします。

もし、心筋梗塞や脳梗塞で倒れた人がいる場合、動脈硬化になりやすい体質である可能性が高いと思わなくてはなりません。

そのため、中性脂肪、コレステロール、血糖、血圧の数値を人一倍注意深く見ていく必要があるでしょう。もちろん、喫煙しているなら即禁煙です。

その心がけが、10年後20年後の健康を大きく左右するのです。

健康診断や人間ドッグなどを受ける機会があれば、追加の費用を払ってでも血管にどの程度の動脈硬化が認められるかを調べるオプション検査を受けるべきです。

脳の動脈硬化の進行度を判断する「脳MRI」、首の血管の動脈硬化を直接診る「頸動脈《けいどうみゃく》エコー」、心臓に酸素や栄養を送る冠動脈という血管を撮影する「冠動脈CT」などが、動脈硬化に関する検査の代表的なものです。

医学の力をどんどん利用して、病気を未然に防いでいきましょう。

岡部 正（おかべ・ただし）

岡部クリニック院長、医学博士。

1953年、東京都に生まれる。慶應義塾大学医学部卒業。亀田総合病院副院長を務めた後、オーダーメイド医療を理想に、東京・銀座に岡部クリニックを設立。専門医として生活習慣病の予防と治療に長年携わる。

日本テレビ「午後は○○おもいッきりテレビ」、テレビ東京「主治医がみつかる診療所」「健康スイッチ」に出演するなど、テレビはじめ各メディアで活躍中。ベストセラー多数。

日本病態栄養学会評議員、日本糖尿病学会認定専門医・指導医、日本肥満学会会員。

予約の取れないドクターシリーズ

ズボラでも 中性脂肪とコレステロールが みるみる下がる47の方法

発行日　2015年 2月 3日　第 1 刷
発行日　2015年 9月15日　第10刷

著者　岡部 正

デザイン　阿形竜平＋菊池崇
イラスト　中村純司、石玉サコ
編集協力　今富夕起、山守麻衣

編集担当　小林英史
営業担当　菊池えりか、伊藤玲奈
営業　丸山敏生、増尾友裕、熊切絵理、石井耕平、綱脇愛、櫻井恵子、吉村寿美子、田邊曜子、矢橋寛子、大村かおり、高垣真美、高垣知子、柏原由美、菊山清佳、大原桂子、矢部愛、寺内未来子
プロモーション　山田美恵、浦野稚加
編集　柿内尚文、杉浦博道、伊藤洋次、舘瑞恵、栗田亘、片山緑、森川華山
編集総務　鵜飼美南子、髙山紗耶子、高橋美幸
メディア開発　中原昌志、池田剛
講演事業　齋藤和佳、高間裕子
マネジメント　坂下毅
発行人　高橋克佳

発行所　株式会社アスコム

〒105-0002
東京都港区愛宕 1-1-11　虎ノ門八東ビル
編集部　TEL：03-5425-6627
営業部　TEL：03-5425-6626　FAX：03-5425-6770

印刷・製本　株式会社廣済堂

Printed in Japan ISBN 978-4-7762-0857-0